PSYCHOLOGIE
POLITIQUE

JON ELSTER

PSYCHOLOGIE POLITIQUE

LES ÉDITIONS DE MINUIT

ISBN 2-7073-1329-7

PREFACE

J'ai publié il y a dix ans des versions primitives des chapitres I et II ci dessous : une étude sur Paul Veyne en *Information sur les sciences sociales* (1980) et une note critique sur Alexandre Zinoviev dans les *Archives européennes de sociologie* (1980). Dans le premier article j'ai montré que Veyne s'est laissé profondément influencer par Hegel et Tocqueville, ajoutant :

> A ces deux points de repère internes au livre, on en ajoutera un troisième, qui l'illumine et en est illuminé, l'extraordinaire ouvrage d'Alexandre Zinoviev, *Les hauteurs béantes*. Les affinités et contrastes entre les sociétés autoritaires, démocratiques et totalitaires permettront de reconstituer la sociologie politique sur des bases nouvelles et solides : Veyne, Tocqueville et Zinoviev en seront des références permanentes.

Dans la note liminaire du second article, j'écris également :

> Par une heureuse coïncidence, j'ai lu les ouvrages de Zinoviev en même temps que celui de Paul Veyne, *Le pain et le cirque* ; je relisais alors également *De la démocratie en Amérique*. J'aurai l'occasion de signaler ici et là quelques-unes des nombreuses convergences des trois ouvrages, auxquelles j'espère pouvoir consacrer plus tard une étude à part.

J'ai souvent songé à réaliser ce projet, mais il a fallu attendre 1989 avant que l'occasion se présente. Le CREA de l'Ecole Polytechnique et l'Institut Raymond Aron m'ont invité, avec mon collègue Stephen Holmes, de l'Université de Chicago, à tenir une série de conférences sur Tocqueville. J'ai choisi de parler de la « Psychologie de Tocqueville », ce qui fait l'objet des chapitres III et IV ci-dessous. C'est alors que l'idée m'est venue de reprendre les articles sur Veyne et Zinoviev pour voir s'ils supportaient assez bien le passage du temps pour être inclus, avec le texte plus récent sur Tocqueville, dans un petit livre sur la psychologie politique. En les relisant, j'y ai trouvé des passages obscurs, avec parfois un langage empathique qui m'a fait grincer des dents ; mais il y avait aussi des éléments plus solides sur lesquels il m'a semblé que je pourrais bâtir quelque chose. Il a fallu un grand nombre de révisions avant qu'ils m'aient enfin paru acceptables. Dans le chapitre introductif, j'essaie d'expliquer pourquoi la psychologie politique, longtemps négligée et quasiment inexistante en tant que discipline intellectuelle, constitue une voie d'accès privilégiée pour comprendre les grands événements et mouvements historiques tant du passé que du présent.

SERONT DESORMAIS UTILISES LES SIGLES SUIVANTS :

PC : Paul Veyne, *Le pain et le cirque*, Paris : Editions du Seuil 1976.
HB : Alexandre Zinoviev, *Les hauteurs béantes*, Lausanne : L'Age d'homme 1977.
AR : Alexandre Zinoviev, *L'avenir radieux*, Lausanne : L'Age d'homme 1978.
DA I et II : Alexis de Tocqueville, *De la démocratie en Amérique*, vol. I et vol. II, t. I des *Œuvres complètes*, Paris : Gallimard 1961.
ARR : Alexis de Tocqueville, *L'Ancien Régime et la Révolution*, vol. 1, t. II des *Œuvres complètes*, Paris : Gallimard 1952.
S : Alexis de Tocqueville, *Souvenirs*, t. XII des *Œuvres complètes*, Paris : Gallimard 1964.

INTRODUCTION

POURQUOI LA PSYCHOLOGIE POLITIQUE ?

Les quatre essais qui suivent plaident en faveur de l'importance et de l'intérêt de la psychologie politique. C'est dans le détail de ces analyses qu'il faut chercher une réponse à la question posée dans le titre. L'Introduction qu'on va lire a pour but d'apporter quelques éclaircissements préliminaires : situer la discipline en question ; en dégager les questions centrales ; en fournir quelques échantillons ; expliquer la méthode choisie.

Je commence par ce dernier point. Pourquoi, dans l'exposé d'une approche théorique, se pencher sur des auteurs plutôt que sur la théorie elle-même ? Sans doute Veyne, Zinoviev et Tocqueville sont-ils de brillants écrivains ; mais l'éclat même de leur style ne risque-t-il pas de faire obstacle à l'exposé systématique d'une théorie cohérente ?

Pour répondre, je note que le choix de ces trois auteurs assure déjà une certaine cohérence, même si elle est largement accidentelle et *ex post facto.* Depuis Aristote jusqu'à nos jours, les politologues ont proposé d'innombrables typologies des régimes politiques. Chacun de ces découpages a des avantages et des inconvénients ; aucun d'entre eux ne peut prétendre à un statut privilégié ou à un rapport particulièrement intime à la nature des choses. Le choix de Veyne, Zinoviev et Tocqueville suggère une division des systèmes politiques en régimes autoritaires, totalitaires et démocratiques. Cette trichotomie est-elle exhaustive ? Les catégories sont-elles exclusives les unes des autres ? Il faut répondre par la négative aux deux questions. Les régimes oligarchiques des cités italiennes sont difficiles à classer par rapport à cette trichotomie. Selon Tocqueville, la démocratie comporte, d'une part, le germe d'un totalitarisme omniprésent et envahissant, si doux et tutélaire qu'il soit, d'autre part le risque de susciter une aristocratie industrielle d'où pourrait naître une nouvelle forme d'autoritarisme. Les régimes historiques forment une mosaïque infiniment plus riche en nuances que la trichotomie proposée. Certes, on peut apporter une pseudo-solution à ce pseudo-problème en introduisant les « régimes mixtes », un peu comme le marxisme introduit la notion de « formations sociales » pour surmonter la distinction rigide entre les « modes de production ». Ainsi pourrait-on situer les régimes historiques à l'intérieur d'un triangle dont les angles représenteraient les trois régimes à l'état pur.

Cette idée ne mérite pas un développement plus poussé. La raison pour laquelle la distinction entre régimes autoritaires, totalitaires et démocratiques me semble féconde est que, d'une part, elle recouvre une très grande partie des régimes historiques et que, d'autre part, elle permet d'identifier et d'analyser les mécanismes psychologiques à l'œuvre dans *tous* les régimes. Autrement dit, au niveau des motivations individuelles, ces trois régimes offrent une diversité et une variation suffisantes pour comprendre également ceux qui se sont dotés d'institutions différentes. La typologie des *régimes* est une construction fragile et artificielle, qui ne peut servir qu'à des fins limitées. Le répertoire des *mécanismes* est tout autrement robuste et intéressant.

Voilà le grand mot lâché : mécanisme. Il en sera beaucoup question dans les pages qui suivent. A mon avis, le progrès, dans les sciences sociales, ne consiste pas à construire des théories générales, que ce soit le matérialisme historique, la sociologie parsonienne ou la théorie de l'équilibre économique. Leur ambition commune — établir des propositions générales et invariantes — est chimérique ; et il le restera [1]. Mais, contrairement à une idée répandue, l'option alternative à la pensée nomologique n'est pas la méthode idiographique de description ou de narration pure. Entre les deux se trouve l'étude des mécanismes et des rouages qui les constituent [2]. Je ne vais pas proposer de définition formelle de la notion de mécanisme. Qu'il suffise d'indiquer, par quelques exemples, qu'il s'agit d'un

1. Voir P. Veyne, *Comment on écrit l'histoire* (Paris : Editions du Seuil 1971), ainsi que R. Boudon, *La place du désordre* (Paris : Presses Universitaires de France 1986).

2. On trouvera un développement de cette idée dans mon *Nuts and Bolts for the Social Sciences* (Cambridge University Press 1989).

enchaînement causal spécifique et reconnaissable *ex post,* bien que rarement prévisible *ex ante.*

J'étudierai aux chapitres I et IV le mécanisme du « Ils sont trop verts » : les hommes proportionnent leurs désirs à leurs moyens. On observe aussi le mécanisme opposé : parfois les hommes préfèrent les objets qui sont hors de leur portée, pour la raison même qu'ils sont hors de leur portée. Essayons d'éclairer à la lumière de cette distinction le comportement des citoyens et des autorités dans les régimes totalitaires. Ceux qui condamnent la liberté occidentale et soulignent les maux de l'Occident se comportent comme le renard de la fable. Parmi les opposants, certains désirent les libertés qu'ils n'ont pas parce qu'elles sont intrinsèquement désirables, et d'autres, sans doute, pour la seule raison qu'ils ne les ont pas. Rien n'exclut *a priori* que les trois types de comportement puissent coexister ; rien ne permet de dire à l'avance dans quelles proportions ils se rencontreront.

Au chapitre IV, j'évoque la formation de croyances et de goûts par conformisme aux opinions d'autrui. Là encore, on peut également observer le mécanisme opposé : la formation des croyances et des goûts par le désir (inconscient) de différer d'autrui. Ce phénomène, qu'il ne faut pas confondre avec la simple indifférence envers autrui (voir chap. II), est susceptible de coexister avec le conformisme et de s'engager avec lui dans un ballet instable. C'est ainsi qu'on a analysé le comportement des électeurs en terme d'effets opposés : l'effet dit de *bandwagon,* selon lequel les électeurs penchent vers le candidat donné gagnant, et l'effet dit de *underdog,* selon lequel ils tendent à s'identifier avec le candidat donné battu[3].

Un troisième exemple concerne le détail des motivations altruistes[4]. Il existe sans doute des altruistes inconditionnels, dont la volonté de contribuer aux œuvres de bienfaisance ne dépend en rien de la contribution des autres. Parmi les altruistes conditionnels, certains suivent une norme d'équité qui leur interdit d'être avares de leur argent en face de la générosité de leurs pairs. D'autres suivent un principe utilitariste qui aboutit

3. H. Simon, « Bandwagon and underdog effects in election predictions », *Public Opinion Quarterly* 69 (1954).

4. Pour une analyse plus poussée de cet exemple, voir le chapitre V de mon *Cement of Society* (Cambridge University Press 1989).

à la conclusion opposée : des contributions élevées de la part d'autrui accroissent le bien-être des bénéficiaires et réduisent donc l'efficacité d'une contribution supplémentaire, ce qui affaiblit la volonté de donner. Là encore, les élections servent d'exemple. On peut en effet considérer un taux de participation élevé comme un bien collectif, sans lequel la démocratie risquerait de s'écrouler ; le vote individuel serait alors comme un don à la collectivité. Pour d'aucuns, l'obligation de voter serait plus forte quand la propension moyenne à voter est élevée, pour d'autres elle serait renforcée quand celle-ci est en déclin.

Qui énonce deux propositions générales et opposées se contredit. On ne peut affirmer à la fois que les hommes préfèrent ce qu'ils ont à ce qui est hors de leur portée, et qu'ils préfèrent ce qu'ils n'ont pas ; qu'ils pensent comme les autres et qu'ils pensent contre les autres ; qu'ils donnent plus lorsque les autres donnent plus et qu'ils donnent moins quand les autres donnent plus. Si l'une des propositions est vraie, l'autre est forcément fausse. Et pourtant on peut sans crainte de contradiction énoncer l'existence de deux mécanismes opposés. Le propre d'un mécanisme n'est pas de comporter une application universelle qui permettrait la prédiction et le contrôle des événements sociaux, mais d'incarner un enchaînement causal qui soit suffisamment précis et général pour qu'on puisse le retrouver dans des contextes variés. Moins qu'une théorie, c'est beaucoup plus qu'une description, puisqu'il peut servir de modèle à d'autres cas non encore rencontrés.

Le passage des mécanismes à la théorie exigerait qu'on puisse identifier à l'avance les conditions dans lesquelles l'un ou l'autre des mécanismes sera déclenché. Quelles sont les circonstances dans lesquelles les hommes donnent plus quand les autres donnent plus ? Ou bien, quels sont les traits caractéristiques des individus qui tendent à donner plus quand les autres donnent plus ? A mon avis, les sciences sociales ne sont pas capables d'identifier de telles conditions, et ne le seront sans doute jamais. Par des procédures expérimentales on peut établir des propositions générales du type suivant. Dans les conditions C_1, C_2... C_n, on observe l'opération du mécanisme M_I. Dans les conditions C'_1, C'_2... C'_n, on observe au contraire l'opération du mécanisme M_{II}. Mais le nombre de permutations de conditions qu'on rencontre dans la réalité est trop grand pour qu'on puisse établir, pour chacune d'entre elles, le mécanisme caractéristique. C'est ainsi que la psychologie sociale à fondement expérimental est à la fois indispensable et insuffisante : indispensable en ce qu'elle peut cultiver à l'état pur des mécanismes dont autrement on ne se serait pas aperçu, et insuffisante en ce que son pouvoir de prédiction en dehors du laboratoire est quasiment nul[5].

L'importance de la psychologie politique est liée au postulat de l'individualisme méthodologique. C'est une doctrine qu'on a beaucoup caricaturée, mais qui se révèle pourtant, lorsqu'on la comprend bien, d'une parfaite banalité[6]. Elle n'implique ni l'atomisme (elle admet que les relations entre individus sont parfois irréductibles à leurs qualités monadiques), ni l'égoïsme (elle est compatible avec toute motivation concrète), ni le choix rationnel (là encore, elle est parfaitement neutre), ni l'innéisme des désirs (elle est compatible avec la notion de la formation sociale des désirs), ni enfin l'individualisme politique (étant une doctrine méthodologique, elle est compatible avec toute orientation politique ou normative). Sans doute est-elle une forme de réductionnisme, puisqu'elle prétend expliquer le complexe par le plus simple : c'est le principe qui a fait progresser la science, en face de tous les obscurantismes holistes. Comme tout réductionnisme, il est parfois appliqué prématurément, avec un enthousiasme démesuré, compte tenu des outils scientifiques disponibles. Ainsi Pascal reprocha-t-il à Descartes, non pas d'embrasser l'atomisme, mais de vouloir le mettre en œuvre : « Il faut dire en gros : "Cela se fait par figure et mouvement", car cela est vrai. Mais de dire quels, et composer la machine, c'est ridicule. Car cela est inutile, et incertain, et pénible »[7].

Cela étant, il ne faut pas confondre la substance d'une doctrine avec les abus qu'on en a faits. Bien des explications « économiques » des révolutions sont ridicules, on en conviendra, et pourtant il faut insister sur le fait que les acteurs révolutionnaires sont des hommes et non pas des classes. On verra plus loin comment, dans l'optique de l'individualisme

5. Pour une introduction à la psychologie sociale expérimentale, voir E. Aronson, *The Social Animal,* 5ᵉ éd. (New York : Freeman 1988), à compléter par les deux ouvrages indiqués dans la note 21 ci-dessous.

6. Voir P. Birnbaum (ed.), *Sur l'individualisme* (Paris : Presses Universitaires de France 1986, ainsi que mon « Marxism and individualism », in M. Dascal and O. Gruengaard (eds.), *Knowledge and Politics* (Boulder : Westview Press 1989).

7. *Pensées,* 79.

méthodologique, on peut essayer de comprendre un déroulement révolutionnaire. De la même manière, on ne saurait invoquer les institutions sociales comme si elles étaient faites d'un seul bloc : elles sont, essentiellement, des assemblages d'hommes. S'il n'en était pas ainsi, comment comprendre la corruption et l'érosion de l'autorité des institutions ? Et, si l'instabilité institutionnelle demande une explication au niveau individuel, comment pourrait-il en être autrement pour leur stabilité ?

Il faut concevoir la psychologie politique comme une discipline appliquée. Elle cherche à expliquer le comportement des acteurs politiques — au sens large qui comprend les simples sujets dénués de droits aussi bien que les citoyens actifs et les dirigeants — par des mécanismes identifiés et analysés ailleurs. Même si les grands textes — notamment les ouvrages analysés dans les chapitres suivants — comportent à la fois le développement d'idées originales et leur mise en œuvre, une division du travail intellectuel s'impose comme norme. Dans les pages qui suivent, j'indiquerai d'abord, de manière assez schématique, les mécanismes fondamentaux que la psychologie politique peut emprunter à la psychologie cognitive et sociale. Je conclurai par deux exemples qui aideront, du moins je l'espère, à comprendre l'utilité des mécanismes psychologiques dans l'étude de la vie sociale.

D'une manière générale, toute action s'explique par les motivations et les croyances de l'acteur [8]. Un cas central et, en un sens, privilégié est celui où l'acteur choisit l'action que, pour de bonnes raisons, il considère la plus apte à réaliser ses fins : c'est le choix rationnel [9]. Les psychologues et les théoriciens de la décision ont pourtant montré qu'en un nombre croissant de cas l'action ne se conforme pas à ce paradigme. Parfois les croyances qui fondent l'action ne sont pas celles qui s'impose-

---

8. On trouvera au chapitre IV une formulation légèrement différente : toute action s'explique par les motivations (subjectives) et les moyens (objectifs) de l'acteur. Les deux explications sont à peu près équivalentes, puisque 1) l'action s'explique par ce que l'acteur croit pouvoir faire et 2) ce qu'il croit pouvoir faire s'explique largement par ce qu'il peut faire effectivement. Une analyse plus fine devrait pourtant explorer les exceptions — importantes — à la clause 2.

9. Pour des analyses plus poussées de la théorie du choix rationnel, voir mon Introduction à J. Elster (ed.), *Rational Choice* (Oxford : Blackwell 1968), ainsi que le chapitre I de mon *Solomonic Judgements* (Cambridge University Press 1989).

raient rationnellement ; j'en reparlerai. Parfois il y a dérapage, lorsque l'action observée diffère de celle qui s'imposerait au vu des motivations et des croyances données. Deux facteurs importants sont la faiblesse de volonté (chap. IV) et l'excès de volonté (chap. I).

Les motivations constituent un faisceau large et varié, dans lequel (voir chap. IV) les éléments les plus importants sont les intérêts, les passions, les normes sociales et les propensions (*l'habitus* de Pierre Bourdieu), catégories qui ne s'excluent d'ailleurs pas. Il faut y inclure aussi, comme faisant partie du cadre formel dans lequel s'insère les motivations substantielles, l'attitude devant le risque et l'incertitude, ainsi que l'attitude à l'égard de l'avenir éloigné. Souvent, ce qui détermine le comportement d'un acteur politique n'est pas tant l'objet qu'il désire et la force de son désir, que son aversion pour le risque ou sa préférence pour le moment présent aux dépens de l'avenir. Parmi les motivations, il faut inclure, enfin, des poussées inconscientes, à condition de ne pas leur imputer des propriétés qui ne sont appropriées que pour les désirs conscients (chap. I).

On peut aussi classer les motivations selon la manière dont elles tiennent compte des effets d'une action sur les autres personnes. Pour des raisons purement logiques, il faut accorder une priorité méthodologique aux motivations égoïstes [10], ce qui n'exclut pas que, dans la réalité, l'altruisme et l'envie (voir chap. IV) puissent les égaler en importance. D'un autre point de vue, on peut distinguer les motivations rationnelles, orientées vers l'avenir, de celles qui ont leur source dans le passé. Un acteur rationnel passe l'éponge sur le passé et ne perd pas son temps à se venger, sauf si la réputation d'être vindicatif peut lui être utile dans l'avenir (voir chap. IV). D'autres, moins rationnels, s'enfoncent toujours davantage dans les mauvaises affaires, par ce qu'on pourrait appeler l'« effet Concorde » ou l'« effet Viêt-nam » ; ils ne reculent devant aucun effort ni risque pour se venger. Cela n'exclut pas que de telles propensions irrationnelles puissent se révéler utiles ; de Gaulle en a beaucoup profité.

Les cognitions diffèrent entre elles tant par leurs objets que

10. Voir *The Cement of Society,* p. 35-36, qui explique aussi pourquoi il faut accorder une priorité méthodologique à l'action rationnelle sur l'action non rationnelle.

par leurs modalités. Les opinions des hommes se portent sur des faits isolés : quelle est l'intention de mon adversaire ? Elles se portent aussi sur des faits généraux, ou des liens de causalité : que faut-il faire pour réduire l'inflation ? Elles se portent enfin sur l'avenir : quel sera le taux de change du dollar d'ici un an ? Parmi les modalités, il faut distinguer d'abord entre la certitude et les croyances probabilistes ; ensuite, de manière plus subtile, entre ce qu'on croit sans réserves et ce qu'on ne croit qu'à demi (voir chap. I). Il faut distinguer entre les convictions fortes et les convictions profondes, les premières ayant le pouvoir de pousser fortement vers l'action, les secondes celui de rester stables au milieu d'un environnement turbulent (voir chap. IV). Il est hasardeux de parler de croyances inconscientes, sauf dans le sens de croyances potentielles qu'une situation ou une question inédites pourraient évoquer.

L'étude de l'erreur et des sophismes constitue un domaine particulièrement riche et pertinent pour la psychologie politique ; il en sera souvent question. Citons notamment les illusions micro-économique et micro-politique (chap. I) ; la tendance à confondre l'absence du désir de X et le désir de l'absence de X (chap. II) ; et la tendance à confondre les effets d'équilibre général et les effets d'équilibre partiel (chap. IV). Citons également le « calvinisme quotidien » qui sous-tend le « kantisme quotidien »[11]. A la suite de Max Weber, on peut appeler calvinisme quotidien la tendance à confondre la valeur diagnostique d'une action et sa valeur causale. Bien qu'appartenant à une période plus tardive, le passage suivant d'une feuille baptiste illustre parfaitement ce raisonnement : « Toute âme qui vient au Christ pour être sauvée (...) doit être encouragée. (...) Cette âme n'a pas à craindre de n'être point élue, car, si elle ne l'était pas, elle ne serait pas tentée de venir »[12]. Le kantisme quotidien se résume dans la question aussi absurde qu'efficace : « Mais si tout le monde en faisait autant ? », qui présuppose tacitement qu'un seul acte de coopération assurera que les autres en feront autant. Cette pensée magique entre de manière

11. Pour ce qui suit, voir G. Quattrone et A. Tversky, « Self-deception and the voters' illusion », in J. Elster (ed.), *The Multiple Self* (Cambridge University Press 1986).

12. Cité d'après E.P. Thompson, *The Making of the English Working Class* (Harmondsworth : Penguin 1973), p. 38.

essentielle dans ce que j'ai appelé ci-dessus l'altruisme inconditionnel.

La psychologie politique ne saurait se contenter de tracer les effets des désirs et des croyances sur les actions individuelles et, à travers celles-ci, sur les processus sociaux. Elle doit aussi se pencher sur les mécanismes de formation des désirs et des croyances. On observe ici que les causes comme les effets sont susceptibles d'être ou bien de l'ordre des motivations ou bien de l'ordre des cognitions, ce qui donne quatre cas distincts. Dans les paragraphes qui suivent, je me penche surtout sur les mécanismes de *dé*formation des désirs et des croyances, définis en gros comme les mécanismes dont l'opération déplairait le sujet s'il en était conscient [13].

Premièrement, la formation des motivations peut elle-même s'expliquer par des mécanismes appartenant à l'ordre des motivations. Je ne parle pas ici de la formation consciente et motivée de soi-même, telle que la prône l'éthique bouddhiste ou spinoziste [14], mais de l'opération de mécanismes inconscients qui produit les motivations conscientes. Parmi ces mécanismes, il faut surtout citer la *réduction de dissonance cognitive* (chap. I). En dépit de l'appellation, ce mécanisme appartient à l'ordre des pulsions ou des motivations inconscientes. Il semble que l'organisme ait un besoin de tranquillité intérieure qui lui fait ajuster ses désirs — ou ses croyances — jusqu'à ce que règne entre eux une consonance relative. Parfois on observe aussi des mécanismes *producteurs* de dissonance, comme dans le pessimisme à toute épreuve ou la tendance à se lasser rapidement de ce qu'on a pourtant voulu et choisi, mécanismes doublement pervers puisqu'ils subvertissent à la fois l'autonomie et le bonheur de celui qui les subit.

Deuxièmement, la formation des désirs peut se faire sous l'influence de ce qu'il faut bien appeler des mécanismes d'ordre cognitif. L'attrait relatif de deux options peut changer lorsqu'elles sont spécifiées d'une manière différente, même si son expression est logiquement équivalente à la description précé-

---

13. Pour le problème difficile qui consiste à distinguer les mécanismes déformateurs des mécanismes plus compatibles avec l'autonomie individuelle, voir le chapitre I de mon *Sour Grapes* (Cambridge University Press 1983).

14. Voir S.-C. Kolm, *Le bonheur-liberté* (Paris : Presses Universitaires de France 1982).

dente. Je suis prêt à payer 10 francs pour un verre à moitié plein, mais pas plus que 8 pour le même à moitié vide. Ceux qui vous offrent un choix risqué peuvent accentuer soit la possibilité de gain, soit la possibilité de perte, de manière à induire des préférences opposées [15]. Les consommateurs hésitent à se servir de cartes de crédit si les magasins leur imposent des frais supplémentaires, mais ils se soucient moins d'une ristourne — pourtant logiquement équivalente — sur les achats au comptant [16]. En de tels cas, aucune pulsion ne façonne les désirs et les préférences dans un sens donné. Le mécanisme qui est à l'œuvre ressemble plus à une illusion optique, à cette différence près qu'aucun désir n'est plus « justifié » que les autres.

Troisièmement, la formation des croyances et des opinions peut se faire à l'aide de mécanismes « chauds », c'est-à-dire motivés. La tromperie de soi-même et la mauvaise foi sont des phénomènes aussi indubitables que paradoxaux. D'une part, celui qui ne reconnaît pas en lui la tendance — occasionnelle ou fréquente — à croire que le monde est tel qu'il voudrait qu'il soit, fournit, ce faisant, un exemple de ce qu'il nie. D'autre part, une analyse plus fine du phénomène suggère que, dans la mauvaise foi, la même proposition est à la fois affirmée et rejetée. En lui-même, ce fait n'a rien de paradoxal (chap. II). Le paradoxe n'intervient que dans la mesure où la mauvaise foi semble offrir un exemple d'un phénomène impossible : l'oubli intentionnel et motivé (chap. I). Peut-être faut-il court-circuiter le paradoxe, en stipulant que la mauvaise foi va *directement* à la croyance qu'on voudrait vraie, au lieu de faire le détour par la croyance que justifient les faits et que pourtant on rejetterait comme offrant du monde une image trop déprimante [17].

Un phénomène largement méconnu, mais d'un grand intérêt pour l'étude de la vie politique, est celui des croyances qui ont

15. A. Tversky et D. Kahneman, « The framing of decisions and the psychology of choice », *Science* 211 (1981).

16. R. Thaler, « Towards a positive theory of consumer behavior », *Journal of Economic Behavior and Organization* 1 (1980).

17. Voir sur ce problème D. Pears, *Motivated Irrationality* (Oxford University Press 1984), ainsi que mon compte rendu in *Times Literary Supplement* du 30 novembre 1984. On consultera aussi D. Davidson, « Deception and division », in J. Elster (ed.), *The Multiple Self* (Cambridge University Press 1986), ainsi que mon Introduction à ce volume.

leur origine dans le besoin de *sens*. On peut, me semble-t-il, identifier deux besoins intellectuels de ce type. D'une part, il y a le besoin de trouver un sens — un but, une fin, une fonction — dans le monde, jusqu'au moindre détail. Cela peut donner lieu à un fonctionnalisme théorique (chap. I), mais aussi à des effets éminemment pratiques, comme dans la notion stalinienne de « complicité objective ». Ainsi, en Chine, « le mésusage de l'analyse fonctionnelle comme arme politique s'est soldé par une génération perdue de jeunes étudiants, hommes de science, ingénieurs, médecins, spécialistes des sciences sociales, écrivains, artistes et autres spécialistes »[18]. D'autre part, il existe un besoin profond chez l'homme de disposer de raisons suffisantes pour ses actions, et une aversion également profonde envers l'indéterminé[19]. Il lui importe souvent plus d'avoir une croyance que d'avoir une croyance correcte. Même dans les situations où il ne dispose pas de l'information requise pour se former une opinion fondée, il recule devant l'aveu d'ignorance ou d'agnosticisme (chap. II). Le succès extraordinaire de Trofim Lyssenko s'explique en partie par les difficultés qu'éprouvaient ses collègues plus sérieux lorsqu'ils voulaient faire comprendre aux hommes politiques que la science et le scepticisme vont de pair plutôt qu'ils ne s'opposent[20].

Enfin, la formation — ou la déformation — des croyances peut s'effectuer à l'aide de mécanismes « froids », c'est-à-dire de processus cognitifs qui, par leur rigidité ou leur naïveté, induisent systématiquement en erreur. J'ai fait allusion plus haut à un certain nombre de raisonnements faux de ce type. Outre les nombreuses démonstrations de laboratoire[21], indiquons brièvement deux exemples empruntés au monde réel. Lors de la Deuxième Guerre mondiale, les habitants de Londres ont cru pouvoir conclure que les bombes allemandes étaient distribuées de manière délibérée, dans la mesure où leur impact faisait l'objet de groupements concentrés. Ils ignoraient le fait

18. T. Tsou, « Back from the brink of revolutionary-feudal totalitarianism », in V. Nee et D. Mizingo (eds.), *State and Society in Contemporary China* (Ithaca, N.Y. : Cornell University Press 1983).

19. Voir sur ce point mon *Solomonic Judgements,* chap. II et *passim*.

20. Voir sur ce sujet l'étude (à paraître) de N. Roll-Hansen sur Lyssenko.

21. Voir notamment D. Kahneman, P. Slovic et A. Tversky (eds.), *Judgment under Uncertainty* (Cambridge University Press 1982), ainsi que R. Nisbett and L. Ross, *Human Inference* (Englewood Cliffs, N.J. : Prentice Hall 1980).

statistique qu'une distribution faite au hasard est rarement régulière ; c'est plutôt une régularité parfaite qui témoignerait d'une intention systématique[22]. Dans l'aviation israélienne, les instructeurs de pilotes avaient cru pouvoir constater que les châtiments étaient plus efficaces que les récompenses, dans la mesure où leur effet sur les performances des pilotes apparaissait positif tandis que l'effet des sanctions était négatif. Ils ignoraient que, d'après le principe statistique de la régression vers la moyenne, une mauvaise performance tend à être toujours suivie d'une bonne, et inversement, indépendamment de toute intervention[23].

Je conclurai par deux échantillons de psychologie politique appliquée : la dynamique des révolutions et les conventions collectives. On suggère parfois que, pour faire la révolution, il faut être doté d'un brin (ou plus) d'irrationalité[24] : j'essaierai de faire le tri du rationnel et de l'irrationnel dans les mouvements révolutionnaires. Inversement, on présuppose parfois que les conventions collectives sont issues de négociations où ne compte que le calcul rationnel des rapports de force : j'essaierai de montrer qu'en dehors du calcul stratégique il peut y avoir place pour les motivations irrationnelles, telles l'honneur ou l'envie.

On verra d'abord comment, dans une situation politique instable, l'interaction entre les sujets ainsi qu'entre sujets et dirigeants peut créer un effet boule de neige qui aboutit à la destruction du régime en place. C'est un récit mi-factuel, mi-inventé, qui emprunte des traits aux grandes révolutions du passé sans pourtant coïncider avec aucune d'elles. Je commence par la situation des révolutionnaires potentiels et leurs mobiles.

Pour être bref, on peut dire que ceux-ci sont placés devant

---

22. W. Feller, *An Introduction to Probability Theory and its Applications,* t. 1, 3e éd. (New York : Wiley 1968), p. 161.

23. A Tversky et D. Kahneman, « Judgment under uncertainty », *Science* 185 (1974).

24. Ainsi Tocqueville dans les *Souvenirs :* « J'ai toujours pensé que dans les révolutions, et surtout dans les révolutions démocratiques, les fous, non pas ceux auxquels on donne ce nom par métaphore, mais les véritables, ont joué un rôle politique très considérable. Ce qu'il y a de certain, du moins, c'est qu'une demi-folie ne messied pas dans ces temps-là et sert même souvent au succès » (S 139).

un Dilemme du Prisonnier avec n personnes[25]. En étant un peu moins bref, leur situation se définit comme suit. Une révolution réussie établirait un bien collectif, c'est-à-dire un bien qu'on ne saurait réserver aux seuls militants. S'il est possible de refuser la justice sociale ou les libertés politiques à ceux qui ont activement combattu la révolution, il serait impratiquable d'en exclure les passifs ou ceux qui ne se seraient associés au mouvement que peu de temps avant sa victoire définitive. L'échec de la révolution entraînerait des peines sévères pour ses partisans. Et, même si la révolution réussissait, ce ne serait qu'après des combats prolongés où les participants risqueraient leur vie, leur santé et leur fortune. Le calcul rationnel semble aller de soi : on a tout à gagner et rien à perdre en s'abstenant de toute activité révolutionnaire. L'abstention, de fait, est une *stratégie dominante :* quoi que fassent les autres, il est dans l'intérêt de l'individu de rester sur la touche. Si les autres s'engagent, il peut faire cavalier seul et bénéficier de leurs efforts. S'ils ne le font pas, le risque personnel qu'il courrait à s'engager suffit pour le dissuader.

Et pourtant on a vu des mouvements révolutionnaires naître et même réussir. On pourrait les expliquer, en désespoir de cause, par l'irrationalité et la folie des participants. Mais, avant d'en arriver là, il faut voir si d'autres explications, demeurant dans l'hypothèse du comportement rationnel, ne seraient pas susceptibles d'éclairer leur déroulement. Une première suggestion serait que les révolutionnaires, « n'ayant rien d'autre à perdre que leurs fers », se comportent de manière tout à fait rationnelle lorsqu'ils prennent les armes contre le régime en place. Les exemples historiques montrent que les choses sont rarement aussi simples. Les rebelles chinois savaient fort bien que, s'ils étaient capturés par l'armée impériale, ils encouraient la « mort de mille blessures » à laquelle toute existence et même toute autre mort étaient préférables[26]. De plus, l'extrême pauvreté tend à réduire à la fois la motivation et les moyens de participer : la motivation par un effet de résignation ou d'adaptation (voir chap. I et IV), et les moyens par le simple fait que

25. Voir notamment M. Taylor, *The Possibility of Cooperation* (Cambridge University Press 1987), ainsi que M. Taylor (ed.), *Rationality and Revolution* (Cambridge University Press 1988).

26. Voir la contribution de J. Tong à M. Taylor (ed.), *Rationality and Revolution.*

les plus pauvres disposent rarement des ressources requises pour le « reculer pour mieux sauter » révolutionnaire (chap. IV). Dans la révolution vietnamienne, ce fut la paysannerie moyenne plutôt que la paysannerie pauvre qui mena le mouvement [27]. Les célèbres analyses de Tocqueville dans l'*Ancien Régime* (ARR 222-224) sont quelque peu ambiguës à cet égard, puisqu'il évoque à la fois le *niveau* de vie et le *taux de changement* comme variables indépendantes. Un niveau élevé assure les ressources et les moyens de l'action révolutionnaire, tandis qu'un taux de changement élevé libère les hommes de leur « préférences adaptatives ».

Une autre explication rationaliste consiste à dire que les révolutionnaires sont mus par des incitations sélectives — que celles-ci prennent la forme de récompenses ou de châtiments [28]. Les dirigeants révolutionnaires ont en effet à leur disposition plusieurs types d'incitations. Aux paysans qui s'associent au mouvement révolutionnaire ils peuvent offrir non seulement des biens immédiats, tels l'éducation et une assistance pour la moisson, mais aussi la promesse d'une place privilégiée dans la société post-révolutionnaire ou — pour les révolutions islamiques — dans l'autre vie. Inversement, les dirigeants peuvent annoncer que ceux qui ne soutiennent pas la révolution seront punis, soit immédiatement, soit après la révolution.

Comme la précédente, cette analyse se montre peu satisfaisante, et d'abord parce qu'elle n'explique pas le comportement des dirigeants. Pourquoi serait-il de leur intérêt rationnel d'offrir des incitations sélectives ? En particulier, une fois la révolution réussie, auront-ils vraiment intérêt à tenir leurs promesses de punir les opposants et de récompenser les militants ? Pour l'acteur rationnel, la seule raison de tenir une promesse est le besoin de se bâtir une réputation d'honnêteté qui peut se révéler utile dans l'avenir ; mais on fait rarement la révolution plus d'une fois. Ce problème de *crédibilité* pose une

---

27. S. Popkins, *The Rational Peasant* (Berkeley : University of California Press 1979).

28. C'est l'explication proposée par M. Olson, *La logique de l'action collective* (Paris : Presses Universitaires en France 1978). Dans son étude de la révolution vietnamienne, Popkin (*op. cit.*) met l'accent sur les incitations positives. Les incitations négatives sont soulignées in Y. Chen, *Making Revolution : The Communist Movement in Eastern and Central China 1937-1945* (Berkeley : University of California Press 1986).

difficulté très grave pour tout mouvement révolutionnaire[29]. Les incitations qu'on peut fournir au cours de la révolution elle-même posent des problèmes d'un autre ordre. Les membres potentiels du mouvement révolutionnaire étant en même temps soumis à une pression intense de la part du régime en place, le niveau des châtiments et des récompenses monte en flèche. Or les ressources des révolutionnaires sont en général inférieures à celles du gouvernement ; de plus, la stratégie des châtiments risque d'avoir des effets psychologiques négatifs (voir plus loin les remarques sur la « psychologie de la tyrannie »).

Pour certains, la participation constitue en elle-même sa propre incitation sélective. Ceux-là apprécient la révolution en tant que fête, happening et mouvement, son efficacité instrumentale étant d'une importance secondaire ou même nulle. Le problème du cavalier seul ne se pose plus dès lors que la participation fait partie des bénéfices plutôt que des coûts[30]. Mais les individus possédant de tels mobiles ne sauraient constituer à eux seuls le gros d'une organisation révolutionnaire. Ils sont bons tout au plus à gonfler les rangs d'un mouvement animé par des motivations autrement sérieuses. De tels activistes risquent même de retarder la révolution, par leur impatience et leur manque d'« attentisme révolutionnaire »[31].

Jusqu'ici, je me suis limité aux motivations rationnelles et égoïstes. Mais, contrairement à une opinion répandue, la rationalité n'exclut pas l'altruisme. Si le révolutionnaire tient compte des conséquences qui résultent pour les autres de son action, le nombre élevé de ceux-ci peut compenser la faiblesse de l'effet sur chacun d'eux. En principe, rien n'exclut que le produit de ces deux quantités dépasse les coûts et les risques de la participation individuelle, qui serait donc parfaitement rationnelle. Dans la réalité, c'est plus compliqué. Au cours de la phase initiale de la révolution, les risques sont très élevés et l'efficacité de l'action très incertaine. L'utilitariste le plus intransigeant

29. Voir *The Cement of Society*, p. 272-287.

30. Voir pour ce raisonnement A. Hirschman, *Shifting Involvements* (Princeton University Press 1982).

31. Phrase utilisée par D. Groh dans son étude de la social-démocratie allemande du temps de la 1re Internationale (*Negative Integration und revolutionärer Attentismus*, Francfort : Suhrkamp 1973). Chez lui, l'expression est utilisée en un sens péjoratif, puisqu'elle désigne l'attitude des dirigeants sociaux-démocrates, comme Karl Kautsky, aux yeux de qui le temps ne fut jamais tout à fait mûr pour la révolution.

hésiterait à s'y engager. Il ne s'engagerait pas non plus dans la phase finale, dans laquelle le succès apparaît déjà comme acquis tandis que le risque personnel reste non négligeable[32]. C'est seulement dans la phase intermédiaire que les motivations utilitaristes sont susceptibles d'avoir quelque efficacité.

Pour expliquer la phase initiale des révolutions, ainsi que le recrutement au-delà du moment où le succès est certain, il faut élargir encore davantage le spectre de motivations, en tenant compte aussi du comportement non rationnel[33]. S'appuyant sur l'idée que la rationalité se définit par l'efficacité instrumentale et l'orientation vers le futur, on peut définir deux types de comportement non rationnels, déjà mentionnés plus haut. D'une part, il y a les participants inconditionnels, qui font leur devoir sans se soucier de l'efficacité de leur action, différant ainsi de l'utilitariste en ce qu'ils s'engagent d'emblée sans attendre l'engagement des autres. On verra que l'action qui se désintéresse des conséquences peut néanmoins, et pour cette raison même, engendrer de très heureuses conséquences — paradoxe qui est au cœur de l'action collective. C'est un comportement souvent admirable, qu'il faut néanmoins considérer comme irrationnel, d'abord parce qu'il relève de la pensée magique (voir plus haut) et ensuite parce qu'il est susceptible de subvertir sa propre fin. Il arrive que la participation unilatérale produise un effet *pire pour tous* que la non-participation générale, celle-ci étant à son tour moins désirable que la participation générale envisagée dans l'impératif catégorique[34]. L'ouvrier qui s'oppose seul à l'employeur ou aux autorités

32. Ce raisonnement exige une réserve. Il est vrai par définition qu'un révolutionnaire de plus n'aura aucun effet sur la production du bien collectif désiré dès lors que le succès de la révolution apparaît comme certain. Néanmoins, les recrutés de la dernière heure pourraient réduire la somme totale de souffrances dans la phase ultime de la révolution, en accélérant la victoire sur les contre-révolutionnaires. Cela dit, ils auraient sans doute pu être plus efficaces encore s'ils s'étaient engagés plus tôt.

33. C'est un procédé d'application générale. Pour expliquer un phénomène donné, on suppose d'abord que les acteurs ont des motivations rationnelles et égoïstes. Si l'on ne réussit pas à expliquer leur comportement sur cette base minimale, on admet ensuite les comportements altruistes (bien que toujours rationnels). Si l'explication se révèle insuffisante, on admet enfin les motivations non rationnelles. Dans ce dernier cas, il faut préciser de quel mécanisme non rationnel il s'agit, l'irrationnel comme catégorie résiduelle ne faisant que nommer le problème sans le résoudre.

34. Pour une analyse plus poussée, voir le chapitre Ier de *The Cement of Society.*

risque d'offrir à ceux-ci un prétexte pour réprimer la classe ouvrière tout entière[35].

D'autre part, il faut tenir compte de ceux qui sont motivés par la norme de l'équité : ils participent si et seulement si un nombre suffisamment élevé d'autres – nombre qui peut varier d'un individu à l'autre – le font aussi. Comme les utilitaristes, ils ne seront jamais « présents à la création » ; mais, à la différence de ceux-ci, ils continueront à s'engager au-delà du moment où leur participation cesse d'être efficace. Leur notion de devoir n'est pas l'idée inconditionnelle des kantiens, mais l'idée qu'il convient de partager les sacrifices d'autrui plutôt que de rester sur la touche. Les sanctions sociales qu'imposent les engagés aux non-engagés comptent aussi pour beaucoup dans leur comportement.

Tel est le répertoire des motivations des révolutionnaires et des révolutionnaires en puissance. Pour aller plus loin, il faut aussi comprendre les choix qui se posent aux dirigeants du régime en place. Dans une situation de mécontentement factuel ou virtuel, ils disposent essentiellement de quatre options : la préemption, l'inaction, la réforme partielle et la répression. L'histoire politique récente, depuis la chute du chah d'Iran jusqu'aux réformes soviétiques et aux révolutions des pays de l'Europe de l'Est, fait penser qu'à la longue seule la première peut réussir. Comme l'observe Tocqueville, les réformes partielles, symboliques ou tactiques « ne font jamais qu'enflammer le peuple sans le contenter » (ARR 198). La répression, souvent efficace dans le court terme, comporte, du point du vue des gouvernants, deux dangers graves. D'une part elle peut renforcer l'opposition au régime, en le faisant apparaître plus odieux encore qu'auparavant[36]. D'autre part elle est souvent source d'information pour l'opposition (voir chap. II), en lui montrant

35. On trouvera un exemple éclatant d'altruisme inconditionnel dans le comportement du pasteur Trocmé pendant l'occupation allemande en France (voir P. Hallie, *Let Innocent Blood be Shed,* New York : Harper and Row 1972). Hébergeant des réfugiés juifs, Trocmé fut accusé par le maire de risquer la vie de tous les villageois. Dans ce cas, Trocmé bénéficia d'une « bonne fortune morale » (voir B. Williams, *Moral Luck,* Cambridge University Press 1981) ; mais qu'aurait-on dit si les craintes du maire s'étaient vérifiées ?

36. Voir J. Roemer, « Rationalizing revolutionary ideology », *Econometrica* 53 (1985).

que la résistance est plus répandue qu'elle ne l'imaginait. En ce qui concerne l'inaction, elle tend à être interprétée soit comme arrogance, soit comme faiblesse. Selon Leibniz, « les sages magistrats laissent parler le peuple, pourvu que le peuple les laisse faire »[37]. Curieux manque de compréhension du dynamisme politique de la part d'un auteur qui a pu écrire aussi : « *Regredimur nisi progrediamur, quia stari non potest* »[38].

J'ai essayé d'identifier des ingrédients importants à l'œuvre dans les grandes révolutions historiques. Ce ne sont que des ingrédients, c'est-à-dire des mécanismes, dont l'incidence peut varier d'une situation à l'autre. L'issue des événements dépendra du mélange précis des motivations, ou, plus exactement, de l'interaction des acteurs ainsi motivés[39]. Le petit récit qu'on va lire ne représente qu'une combinaison — hypothétique — parmi d'autres.

Je suppose donc qu'au commencement il existe un petit noyau de révolutionnaires animés par la représentation d'une société meilleure[40]. Leurs actions ne s'expliquent ni par l'efficacité de leurs moyens par rapport à cette fin, ni par le désir d'un gain individuel. Qu'ils soient fous, irrationnels, kantiens, hommes de principe, peu importe, l'essentiel se trouve dans un engagement excluant l'instrumental. Au cours du déroulement de la révolution, ces hommes seront indispensables à plusieurs égards. D'abord ils lui font passer le cap le plus difficile, en assurant un afflux de participants dans la phase initiale où les hommes plus prudents hésitent à s'engager. Ensuite ils sont seuls capables d'assumer les fonctions de dirigeants, dans la mesure où leur intégrité indiscutable leur permet de faire des promesses (et de brandir des menaces) qui chez tout autre

37. *Philosophische Schriften,* éd. Gerhardt, t. III, p. 413.

38. Leibniz, *Textes inédits,* éd. Grua (Paris : Presses Universitaires de France 1948), p. 94.

39. De plus, elle dépendra évidemment des contraintes — financières, militaires et autres — à l'intérieur desquelles se déploie la lutte des consciences. L'ouvrage qui me paraît être le modèle du genre — *The Causes of the English Revolution* (New York : Harper and Row 1972), par L. Stone — ne néglige ni les contraintes ni les motivations. *States and Social Revolutions* (Cambridge University Press 1983), par T. Scocpol, accorde une importance trop exclusive aux contraintes. *L'Ancien Régime et la Révolution* pèche peut-être dans le sens opposé.

40. Ainsi le récit ressemble peu aux révolutions classiques en Angleterre et en France, où les révolutionnaires ne se voyaient comme tels que rétrospectivement.

manqueraient de crédibilité[41]. Leur crédit leur permet aussi d'économiser sur les coûts de la communication, en substituant, aux échanges multilatéraux à la base, des échanges bilatéraux entre la base et eux-mêmes.

Dans un deuxième temps survient un afflux d'individus animés par des motivations diverses. Pour certains, ce qui fait pencher la balance, c'est la promesse d'une aide immédiate ou de positions de premier plan dans la société post-révolutionnaire. D'autres, plus concernés par la cause du mouvement que par le profit personnel, s'engagent dès qu'est franchi, grâce aux travailleurs de la première heure, le seuil au-delà duquel l'action peut avoir quelque efficacité instrumentale. D'autres encore s'associent au mouvement parce qu'ils sont attirés par son aspect de fête.

C'est maintenant que le régime en place commence à s'apercevoir du phénomène naissant. Il lui faudra soit accorder des concessions partielles, soit s'engager dans une répression brutale, soit — et c'est le cas général — faire les deux. Les effets seront ceux que je viens d'énumérer : d'une part, légitimité accrue en faveur de la demande de réformes, intensification de la résistance au régime et information plus fiable sur l'étendue de la résistance ; d'autre part, coûts de participation plus élevés. L'effet net sur le mouvement dépendra de la combinaison précise du bâton et de la carotte choisie par le régime, ainsi que de la distribution des diverses motivations dans la population.

Supposons que l'effet net soit d'encourager l'adhésion au mouvement. Un effet boule de neige peut alors s'enclencher. Supposons que dans la population totale un pourcentage $\mathbf{s}$ soit animé par la norme d'équité. Dans cette sous-population, un pourcentage $\mathbf{p_1}$ s'engage dès lors qu'un pourcentage $\mathbf{r_1}$ de la population totale est engagé. Il y aura alors un pourcentage $\mathbf{p_2}$ dont le seuil d'engagement se situe entre $\mathbf{r_1}$ et $\mathbf{(r_1 + s.p_1) = r_2}$. De même manière il y aura un pourcentage $\mathbf{p_3}$ dont le seuil d'engagement se trouvera entre $\mathbf{r_2}$ et $\mathbf{(r_2 + s.p_2) = r_3}$ et ainsi de suite. Le processus peut aller jusqu'à ce que la totalité de la population soit entrée dans le mouvement, ou s'arrêter avant ce point. Il faut aussi tenir compte du fait que le mouvement tend

41. Ainsi, d'après Popkin (*The Rational Peasant*, p. 261), les dirigeants du P.C. vietnamien devaient leur crédibilité à leur mode de vie spartiate et austère.

à perdre des adhérents en même temps qu'il en recrute. Pour certains, l'engagement s'affaiblit avec l'efficacité instrumentale qui le justifiait. Pour d'autres, la révolution en tant que happening et fête se concilie mal avec la bureaucratisation inévitable d'une organisation de masse. Dans cette dynamique mouvante, il peut n'y avoir aucun point stable, les individus de types différents s'attirant et se rejetant dans un ballet interminable.

A chaque moment du processus interviennent aussi les réactions du régime en place, dans les formes qu'on a vues. La complexité de ces rapports coupe court à toute ambition théorique. Dans un cas historique donné, on peut tout au plus identifier après coup les motivations individuelles, les modalités de leur interaction et l'issue finale. L'idée même de faire une théorie générale des révolutions, qui permettrait la prédiction, voire la manipulation du comportement des masses, est absurde. En rejetant ainsi la théorie, on ne tombe pourtant pas dans la description plate, ou même la description « épaisse », selon l'expression de Glifford Geertz. Grâce à la psychologie politique, on est en mesure d'identifier un petit nombre de mécanismes qu'on peut s'attendre à voir à l'œuvre en toute situation révolutionnaire. Je ne prétends pas en avoir épuisé la liste, mais je ne pense pas non plus que le répertoire des motivations puisse s'allonger indéfiniment.

J'en viens au deuxième exemple choisi pour illustrer les thèses de la psychologie politique : le déroulement et l'issue des négociations entre syndicats et entreprises [42]. Ici, le paradigme dominant explique les négociations collectives en supposant que les deux parties sont parfaitement informées l'une sur l'autre, et parfaitement rationnelles dans leur calculs. De ces deux présupposés, je retiendrai le premier, en dépit de son manque évident de réalisme. Dans la réalité, le fait que chaque partie n'a qu'une connaissance partielle des priorités de l'autre est d'une grande importance. Mais on ne peut traiter de tout à la fois. Pour mieux cerner la nature des motivations, convenons d'accepter une hypothèse simplifiée sur les croyances.

On peut décrire les négociations entre syndicat et entreprise en fonction d'un petit nombre de paramètres. Pour les énoncer,

42. Pour des analyses plus poussées, voir les chapitres 2, 4 et 6 de *The Cement of Society*.

appellons « issue » toute spécification qui accorde une valeur numérique précise à chacun des objets en litige : salaire, profit, durée de la journée de travail, pensions, etc. Une issue est donc, au sens mathématique, un vecteur. Il est souvent commode de la représenter par une paire de nombres scalaires, qui correspondent aux utilités subjectives de cette issue pour les deux parties. On peut alors réduire l'enjeu de la négociation aux trois paramètres suivants. 1) Il existe un ensemble **E** d'issues faisables. Dans le cas le plus simple, où il s'agit de diviser une somme d'argent **S**, **E** se réduit à l'ensemble des paires (a_1, a_2) telles que la somme de $\mathbf{a_1}$ et de $\mathbf{a_2}$ est égale ou inférieure à **S**. Dans le cas général, on représente souvent **E** comme un ensemble de paires d'utilités. 2) Il existe une issue **d** qui sera réalisée si les parties, n'arrivant pas à se mettre d'accord, renoncent à toute possibilité de coopération. En langage technique, c'est le *point externe de désaccord.* 3) Il existe une issue **f** qui sera réalisée si les parties, n'arrivant pas à se mettre d'accord, interrompent les pourparlers dans l'espoir de forcer l'autre à faire des concessions. En langage technique, c'est le *point interne de désaccord.*

Prenons un exemple concret, en supposant que la convention collective ne concerne que les salaires, le profit étant déterminé comme un résiduel. Supposons également que la demande pour les produits de l'entreprise soit parfaitement élastique, c'est-à-dire que l'entreprise peut vendre tout ce qu'elle produit à un prix déterminé par le marché. On voit alors que **E** se réduit à l'ensemble de toutes les paires dont la somme ne dépasse pas le revenu net de l'entreprise. Pour les ouvriers, le point externe de désaccord est donné par les revenus qu'ils peuvent obtenir ailleurs, que ce soit le salaire offert par une autre entreprise ou l'indemnité de chômage. Pour l'entreprise, la signification de ce point est moins nette. Stipulons, pour fixer les idées, qu'il est donné par l'intérêt sur la valeur de revente de l'entreprise. Le point interne de désaccord est défini par les revenus des deux parties pendant la période d'interruption du travail [43]. Pour les ouvriers, ces revenus correspondent à l'allocation de grève, moins les amendes à payer s'il s'agit d'une grève illégale. Pour

43. Ce qui suit ne s'applique pleinement qu'à certains pays occidentaux, y compris les pays scandinaves.

l'entreprise, ce sont les subventions accordées par l'association des employeurs, moins les coûts fixes de l'entreprise [44].

Les deux questions importantes sont les suivantes. Un accord sera-t-il conclu, avec ou sans grève ? Quels seront les termes de cet accord ? Dans l'hypothèse d'une information parfaite, les principales théories économiques s'accordent pour dire qu'un accord sera conclu sans qu'il y ait interruption du travail. Cela n'exclut pas que la possibilité ou la menace d'une interruption permanente ou temporaire des rapports joue un rôle dans la détermination des termes de l'accord. Une menace n'est efficace que dans la mesure où l'on n'a pas besoin de la mettre à exécution.

Parmi les tentatives pour déterminer les termes de l'accord, on distingue aujourd'hui trois approches principales, que je vais évoquer rapidement dans les pages qui suivent. Le problème essentiel est de comprendre les mécanismes par lesquels les paramètres indiqués ci-dessus confèrent une puissance de négociation (*bargaining power*) inégale aux deux parties ; ou bien, de manière plus précise, de comprendre les rôles respectifs de la pensée stratégique et de la pensée normative dans les négociations collectives.

Dans la théorie dite de Nash [45], les paramètres déterminants sont, d'une part, l'ensemble **E** d'issues réalisables et, d'autre part, le point interne de désaccord **d**. La solution proposée par Nash se déduit d'un certain nombre d'axiomes, notamment celui de l'*indépendance des alternatives non pertinentes* : si l'issue **x** est réalisée dans la situation (E, d) et si **x** reste faisable dans l'ensemble E', sous-ensemble de E, **x** sera également choisie dans la situation (E', d). De ces axiomes on obtient la solution de Nash : sera réalisée l'issue (x_1, x_2) qui maximise le produit $(x_1-d_1)\cdot(x_2-d_2)$. Autrement dit, deux négociateurs parfaitement informés et parfaitement rationnels se mettront d'accord sur l'issue qui maximise le produit des gains des deux parties, ces gains étant définis par rapport à ce qu'ils pourraient obtenir ailleurs. Il s'ensuit que tout déplacement du point

44. Pour un modèle simple et instructif, voir K.O. Moene, « Employment incentives and income generation of different bargaining environments », *Economic Journal* 98 (1988).

45. Pour un exposé extrêmement lucide, voir R.D. Luce et H. Raiffa, *Games and Decisions* (New York : Wiley 1957), chap. 6.

externe de désaccord en faveur de l'une des parties entraîne une solution qui lui est plus favorable.

Dans la théorie dite de Kalai-Smorodinsky [46], on retient l'idée que la solution ne dépend que de **E** et de **d**, mais la forme de la dépendance est différente. L'axiome de l'indépendance des alternatives non pertinentes est ici remplacé par un autre axiome, dont le contenu exact ne doit pas nous arrêter ici, mais qui donne, avec les autres axiomes de Nash, la solution suivante : sera réalisée l'issue dans laquelle les gains de chaque partie (par rapport à ce qu'elle peut obtenir ailleurs) sont proportionnels aux gains maxima qu'elle aurait pu obtenir, à condition que l'autre partie n'aille pas accepter une issue moins favorable que le point externe de désaccord. Autrement dit, il y a deux atouts dans la négociation : ce qu'on peut obtenir ailleurs et ce qu'on pourrait obtenir si l'autre partie se contentait de ce qu'elle peut obtenir ailleurs.

La solution de Kalai-Smorodinsky fait appel à des motivations extra-rationnelles ou irrationnelles. Pour comprendre le recours intuitif à cette solution, imaginons une situation où le salaire mensuel des ouvriers est de 5 000 francs, obtenu par des négociations prolongées et dures. La situation de l'entreprise et de l'économie étant inchangée, on s'attend à un renouvellement de cette convention pour l'année suivante. Or, avant le début des négociations, le gouvernement annonce que le SMIC sera désormais à 5 000 francs. Dans la conception de Nash, ce fait ne changera rien. La solution obtenue dans l'ensemble réalisable plus grand restant réalisable dans l'ensemble plus restreint, elle sera aussi la solution choisie dans ce dernier cas. Mais un dirigeant syndicaliste qui n'obtiendrait pas dans cette situation une augmentation de salaires pour ses mandants ne garderait pas longtemps sa place. Dans une négociation équitable, aucune des deux parties ne doit obtenir son gain maximal ; il faut que les deux fassent des concessions. Dans l'exemple cité, cette attitude bénéficie au syndicat, si les dirigeants de l'entreprise prennent au sérieux la menace des ouvriers de se mettre en grève plutôt que d'accepter la solution « rationnelle » et inéquitable. La force normative d'une solution équitable rend crédi-

46. E. Kalai et M. Smorodinsky, « Other solutions to Nash's bargaining problem », *Econometrica* 43 (1975).

bles les menaces de grève qu'on aurait dénoncées autrement comme du bluff. En d'autres cas, la norme peut nuire aux intérêts des deux parties. Supposons qu'il n'y ait que trois issues possibles, A, B, C. Le syndicat les range dans l'ordre indiqué, tandis que les dirigeants de l'entreprise les range dans l'ordre B, C, A. Il est alors souvent plus facile de réaliser un accord sur C que sur B, puisque C est la seule alternative qui requiert des concessions mutuelles. Et pourtant C est « Pareto-inférieur », au sens fort (voir chap. IV), à B[47].

Les deux théories que je viens d'esquisser ont ceci en commun qu'elles accordent une forte influence au point externe de désaccord[48]. La troisième théorie, dite de Rubinstein[49], lui accorde une influence nettement moindre. D'après Rubinstein, le point externe fonctionne uniquement comme une borne inférieure à la solution. Le point interne, par contraste, entre de manière essentielle dans la détermination de la solution. Le tableau ci-dessous permettra d'expliciter cette idée.

	A	**B**	**C**	**D**
Salaire à t_1	**10**	**10**	**10**	**10**
Point externe	**8**	**9**	**8**	**12**
Point interne	**4**	**4**	**6**	**4**
Salaire à t_2	**11**	**11**	**13**	**12**

On compare ici quatre situations, A, B, C et D. Chacune d'elles est caractérisée par quatre paramètres : le salaire à t_1,

47. Dans le texte, la discussion pourrait donner l'impression que la théorie de Kalai-Smorodinsky implique cette solution Pareto-inférieure. La Pareto-optimalité faisant partie des axiomes qui engendrent cette solution, cela ne saurait être le cas. Il ne faut pas prendre trop au sérieux le fondement axiomatique de la solution, ni prendre la solution elle-même trop à la lettre. Dans une perspective plus large, la solution reflète une norme d'équité qui, dans une situation donnée, est susceptible de bloquer une résolution Pareto-optimale du conflit.

48. Le passage suivant de la *De la démocratie* suggère que Tocqueville avait une vue semblable : « En France, la plupart de ceux qui louent leurs services pour cultiver le sol en possèdent eux-mêmes quelques parcelles qui, à la rigueur, leur permettent de subsister sans travailler pour autrui. Lorsque ceux-là viennent offrir leurs bras au grand propriétaire ou au fermier voisin, et qu'on refuse de leur accorder un certain salaire, ils se retirent sur leur petit domaine et attendent qu'une autre occasion se présente » (DA II 198).

49. A. Rubinstein, « Perfect equilibrium in a bargaining model », *Econometrica* 50 (1982). Pour un exposé plus accessible, voir J. Sutton, « Non-cooperative bargaining theory : An introduction », *Review of Economic Studies* 53 (1986).

avant le début des nouvelles négociations ; les points externes et internes auxquels va se référer le syndicat au cours de celles-ci ; et le salaire à t_2 auquel elles vont aboutir. La situation A servira de point de repère pour la comparaison. En A, le syndicat a obtenu une augmentation de salaire de 10 francs à 11 francs par unité de temps, grâce à un mécanisme dont pour l'instant nous ne savons rien, mais qui sera progressivement éclairé par les comparaisons auxquelles je procèderai maintenant.

La situation B diffère de la situation A uniquement en ce que le point externe de désaccord, c'est-à-dire le « revenu de réservation » que les ouvriers peuvent obtenir ailleurs, est plus élevé. D'après les théories de Nash et de Kalai-Smorodinsky, cette différence va renforcer la puissance de négociation du syndicat et donc permettre une augmentation de salaire plus importante. D'après Rubinstein, il n'en est rien : l'augmentation est la même dans les deux cas. Le revenu de réservation ne saurait constituer une menace crédible pour obtenir une augmentation plus forte, sauf dans le cas où il est plus élevé que le salaire courant. Un ouvrier qui gagne déjà 10 se rendrait ridicule s'il disait à son patron : Donnez-moi 12, où je vais chez le concurrent qui me donnera 9. En revanche – c'est la situation D dans le tableau – il demandera au moins 12 s'il peut obtenir autant chez le concurrent.

La situation C contient la clé de la théorie de Rubinstein. Elle se distingue de A en ce que le point interne de désaccord comporte un revenu plus élevé pour l'ouvrier, ce qui rend les menaces de grève plus crédibles et l'augmentation de salaire qu'il peut exiger plus élevée. En temps de grève, les ouvriers sont vulnérables. Ils ont des familles à entretenir, des hypothèques à payer. La menace de tenir bon exige donc, pour être crédible, des sources de revenu supplémentaires. La technique mathématique dite d'induction régressive (*backwards induction*) établit un lien fonctionnel entre le revenu dont disposeraient les ouvriers en cas de grève et le salaire qu'ils peuvent demander. Mais, à la différence des théories de Nash et de Kalai-Smorodinsky, la théorie de Rubinstein n'établit aucun lien fonctionnel entre le revenu de réservation et le salaire négocié, le premier servant seulement de plancher ou de borne inférieure au second.

La théorie de Rubinstein suppose des acteurs ultra-rationnels. Qu'en est-il dans la réalité ? Le salaire des autres fonctionne-t-il uniquement comme borne inférieure au salaire négocié ? Faut-il que la menace de changer d'occupation ou de lieu de travail soit crédible d'un point de vue rationnel ? Il suffit de jeter un coup d'œil sur les négociations collectives des pays industrialisés pour voir que les comparaisons de salaire n'ont pas que cette efficacité stratégique. Quand les ouvriers de la sidérurgie demandent et obtiennent une parité de salaires avec les ouvriers de l'industrie automobile, la raison doit en être cherchée dans une norme d'équité plutôt que dans l'action efficace du marché du travail[50]. La même conclusion s'impose à plus forte raison quand les ouvriers qualifiés exigent de lier leur salaire à celui des ouvriers moins qualifiés afin de maintenir une différence constante.

Ainsi voit-on apparaître, dans le système a première vue froidement calculateur des conventions collectives, les thèses tocquevilliennes qui nous occuperont au chap. IV. Les ouvriers ne sont pas mus seulement par leur intérêt, c'est-à-dire le salaire qu'ils peuvent exiger. Ils le sont également par des considérations d'honneur, et ils sont prêts à se nuire à eux-mêmes plutôt que de faire des concessions unilatérales. Dans le monde du travail, les comparaisons jalouses avec le salaire d'autrui revêtent une importance qui dépasse de loin l'usage stratégique qu'on en fait.

On se demandera peut-être si l'analyse des négociations collectives offre vraiment un échantillon de psychologie *politique*. Querelle de mots, sur un fond plus substantiel. La politique est coextensive à l'emploi ou la menace d'employer la force, celle-ci étant conçue comme la capacité de nuire à l'adversaire. Dans les marchés parfaits il n'y a pas de politique, puisque tous les acteurs sont également impuissants. Mais dans la réalité il n'y a pas de marché parfait, et tout y est politique.

---

50. A. Okun, *Prices and Quantities* (Washington, D.C. : The Brookings Institution 1981), p. 94.

CHAPITRE I

UN HISTORIEN DEVANT L'IRRATIONNEL

(LECTURE DE *LE PAIN ET LE CIRQUE*)

J'ai entrepris la lecture du livre de Paul Veyne sur la Côte d'Azur, un été où avec *Nice Matin* il a constitué pendant un mois ma seule nourriture spirituelle [1]. J'ai fait alors l'expérience hallucinante de voir peu à peu ces deux lectures, dont le rapprochement ne va pas de soi, se confondre en une seule. Les pages de *Nice Matin* sont essentiellement pleines de deux types de nouvelles : rapports sur le gangstérisme local, et comptes rendues des réunions du Rotary Club, du Lions Club, de la Chambre de commerce, etc. Entre les lignes, on lit aussi sans trop de difficultés que ces deux univers sont liés entre eux ; que les fortunes si largement étalées et dissipées dans les associations bénévoles ont parfois une origine qui supporte moins bien la lumière du jour. Sans doute le Rotary Club n'est-il qu'une forme secondaire de l'évergétisme (PC 26) ; et sans doute aussi le gangstérisme diffère-t-il des *Gelegensheitsunternehmungen* des notables antiques (PC 121, 511). Néanmoins, la parenté sociologique et la proximité géographique suffirent pour fondre les deux systèmes en une seule institution méditerranéenne : l'effet fut celui d'une machine à remonter le temps.

Eblouissant dans sa totalité et dans le détail, *Le pain et le cirque* présente au moins quatre aspects au lecteur. Il est d'abord – c'est le thème explicite du livre – une histoire de l'évergétisme, variante du mécénat que pratiquaient régulièrement notables, sénateurs et empereurs de l'Antiquité classique. Il est ensuite, et c'est peut-être le vrai thème, une vision d'ensemble du monde antique, et notamment de ses rapports

1. Je tiens à signaler une fois pour toutes mon ignorance quasi totale en matière d'histoire antique. Aussi ne sera-t-il jamais question ici de contester les faits ou les interprétations historiques.

d'autorité politique. Il tisse un réseau de comparaisons et de contrastes qui font de lui une source intarissable d'hypothèses et de contre-exemples pour la sociologie comparée et historique. Enfin, il y a dans ce livre toute une anthropologie philosophique. Nourrie d'érudition historique et d'une connaissance intime des sciences sociales[2], elle n'a rien de l'apriorisme paresseux qui est le vice du genre. Elle part de quelques postulats de base — le besoin qu'a toute supériorité de se justifier et de s'exprimer, le besoin qu'a tout inférieur de justifier l'ordre qu'il subit — afin de faire comprendre, avec des détails étonnants et le plus souvent convaincants, le comportement des gouvernants et des gouvernés dans le monde antique.

Les nombreuses notes du livre citent des milliers d'auteurs et de textes, toujours très bien choisis si j'en juge par les domaines que je connais de première main. Et pourtant l'auteur ne cite jamais, ou à peine, les deux auteurs qui de toute évidence lui ont fourni l'essentiel de son cadre conceptuel : Hegel et Tocqueville. Il faut regarder au verso du livre pour livre que Veyne, suivant la *Phénoménologie de l'esprit,* conçoit la politique comme la « lutte interne des consciences ». Si cette idée, déployée en de nombreuses analyses précises, n'est jamais exposée de façon explicite, c'est sans doute que, pour un normalien des années cinquante — l'époque de Sartre, d'Hyppolite et de Merleau-Ponty —, elle allait de soi. Plus surprenante

2. On observe ici, semble-t-il, une évolution curieuse dans la pensée de Veyne. Dans son premier livre, *Comment on écrit l'histoire,* il affirme que l'histoire ne doit invoquer la science que pour l'analyse des effets non intentionnels. Ainsi l'histoire ne se sert des sciences — physiques ou humaines — que lorsque leurs « découvertes permettent d'expliquer un intervalle entre les intentions des agents et les résultats » (*Comment on écrit l'histoire,* p. 209) : tout le reste est récit, intrigue et allongement du questionnaire. Dans *Le pain et le cirque,* Veyne reprend l'analyse des effets non voulus, comme dans les pages brillantes sur les effets keynésiens de l'évergétisme (PC 152 sq.). Or il admet maintenant qu'il peut y avoir aussi une analyse scientifique de la *formation* des intentions et des croyances; de plus, il propose et utilise des généralisations macro-sociologiques de style classique (voir note 5 ci-dessous). J'ai expliqué dans l'Introduction mes raisons de préférer les vues méthodologiques du premier Veyne à celles du second. Or, c'est le lieu ici de le dire, je les trouve tous deux infiniment plus intéressants que le troisième Veyne, celui de « Foucault révolutionne l'histoire » (postface à la deuxième édition de *Comment on écrit l'histoire*) ou de *Les Grecs ont-ils cru à leurs mythes ?* (Paris : Editions du Seuil 1983). Veyne défend là un relativisme cognitif dont le simplisme étonne chez un auteur aussi subtil. Lire à ce propos la réfutation solide et convaincante de M. Gauchet, « Le nominalisme historien. A propos de "Foucault révolutionne l'histoire" de Paul Veyne », *Information sur les sciences sociales* 25 (1986).

est l'absence presque total de renvois à *De la démocratie en Amérique*. Veyne a dû emprunter non seulement un grand nombre d'observations de détails, signalées plus loin, mais aussi l'idée maîtresse qu'« il n'y a rien de si familier à l'homme que de reconnaître une sagesse supérieure dans celui qui l'opprime »[3]. Appuyé sur Tocqueville, Veyne prend sa place à côté de lui ; je ne vois pas de plus grand éloge.

L'histoire de l'évergétisme se divise en trois parties : l'évergétisme des notables dans les cités hellénistiques, celui de l'oligarchie républicaine à Rome et celui de l'empereur. Le noyau du phénomène est le même dans les trois cas, même si les formes concrètes et les motivations précises diffèrent. Il s'agit d'un mécénat auquel rien ne contraint le mécène, sauf ses ressorts intérieurs et l'attente informelle du public ; mécénat dont l'objet fut les citoyens en tant que tels plutôt que les pauvres, mécénat qui n'avait aucune fonction économique ou politique ; qui ne signifiait ni charité, ni redistribution, ni dépolitisation, ni impôt ; mécénat qui fut comparable parfois au pourboire, parfois à la consommation ostentatoire, parfois à l'expression de la majesté ; mécénat qui n'eut qu'une utilité secondaire et aurait donc été incompatible avec une motivation utilitariste. L'évergétisme a permis aux gouvernés et aux gouvernants de vivre relativement en paix avec eux-mêmes, ce qui ne veut pas dire pour autant qu'il fût indispensable au système politique. En un sens, c'est un phénomène marginal ; il ressemble à une « marge charitable » (PC 57), mais c'est plutôt une « marge de solidarité dédaigneuse » (PC 691). L'évergétisme ne s'aligne pas sur les intérêts des gouvernants, mais il ne s'oppose pas non plus à eux. Comme on ne croit que ce qu'on n'a pas intérêt à ne pas croire (PC 53), on ne commet que les actions qu'on n'a pas intérêt à ne pas commettre ; c'est le cas de l'évergétisme[4].

3. DA II 19. Dans le chapitre IV ci-dessous, je revient longuement sur l'articulation tocquevillienne de cette idée, et la place qu'elle occupe dans son analyse des motivations humaines.

4. Bien entendu, croyance et action n'ont pas le même rapport aux intérêts. On pourrait dire que, selon Veyne, on ne croit ni selon ni contre ses intérêts ; en revanche, on agit souvent selon ses intérêts, ce mot étant pris ici dans son sens étroit (PC 320 sq.). Observons que la distinction entre ne pas penser selon son intérêt et penser contre son intérêt relève de la distinction entre négation passive et négative active, plus longuement examinée au chapitre II. Le fait que beaucoup d'actions ou de croyances

L'auteur résume ainsi son analyse de l'évergétisme hellénistique. « Toute démocratie directe tend à se transformer en gouvernement de notables et toute communauté gouvernée par des notables demandera à l'évergétisme les ressources qui lui sont nécessaires, sauf si une tradition de l'impôt existe déjà » (PC 228)[5]. Nettement moins optimiste dans son analyse de la démocratie athénienne que ne l'est, par exemple, Moses Finley[6], Veyne estime qu'elle devait échouer parce qu'elle s'était constituée « à chaud » et exigeait des citoyens un degré de participation qui ne saurait être durable (PC 204). Il y a eu passage au régime des notables, dont le besoin naturel de s'exprimer par des dons a rencontré les besoins économiques de la société : le résultat en fut l'évergétisme, libre d'abord, contraint par l'attente informelle ensuite, pour se transformer enfin en une obligation formelle liée à certaines fonctions politiques. Chassé par la porte, l'évergétisme libre revient par la fenêtre lorsqu'on demande de façon informelle que les notables dépassent le minimum légal. Cela a amené la surenchère des pourboires, ainsi que les tentatives des notables pour se soustraire individuellement à un fardeau dont la nécessité fut surtout collective. « Il était (...) de l'intérêt de chaque notable de ne pas s'immoler à l'idéal et de laisser les autres rayonner à sa place » (PC 325) ; si néanmoins ils ont tenu bon, c'est par « peur précise de sanctions diffuses et peur vague de sanctions précises que l'avenir peut réserver » (PC 279), comme le dit Veyne dans l'une de ses innombrables petites phrases lumineuses[7]. Deux petits faits montrent l'évolution paradoxale de

sont neutres par rapport aux intérêts, tout en ayant une importance certaine dans la condition humaine, permet la réfutation du fonctionnalisme vulgaire ; le fonctionnalisme sophistiqué sera examiné plus loin.

5. Voilà deux belles généralisations que l'auteur de *Comment on écrit l'histoire* aurait peut-être rejetées comme dénuées d'intérêt. Qu'on se rappelle son commentaire sarcastique (*op. cit.*, p. 198) à l'égard des tentatives d'explication nomologique de l'impopularité de Louis XIV. En partant de la généralisation « Tout roi qui impose des impôts trop lourds devient impopulaire », on serait vite amené à y apporter des modifications et des exceptions dont l'effet cumulatif serait d'avoir « reconstitué un chapitre de l'histoire du règne de Louis XIV qui présentera l'amusante particularité d'être écrit au présent et au pluriel ».

6. *Democracy : Ancient and Modern*, Londres : Chatto and Windus 1973.

7. Peur précise de sanctions vagues : c'est la pression exercée par les normes sociales, omniprésentes et diffuses. Peur vague de sanctions précises : c'est le risque de se voir confisqué par la foule ce qu'on n'a pas su donner de bon gré (PC 223). C'est la structure du Dilemme du Prisonnier qu'esquisse Veyne dans ce texte : il existe un

l'évergétisme, ainsi que la dégradation de la vie politique : on finit par payer pour être dispensé de remplir un honneur public (PC 359), tandis que l'honneur suprême consistait à être conseiller gratuit (PC 282).

L'évergétisme des cités hellénistiques est lié à leur impuissance politique relative. « L'autonomie des cités, insuffisante pour faire de celles-ci des champs de bataille social, (...) était suffisante pour parer la politique municipale d'un prestige que les riches ne voulaient pas laisser à d'autres » (PC 318) ; le snobisme attaché aux dignités municipales n'est pas compatible avec l'exercice d'un pouvoir réel (PC 256). A Rome, les sénateurs font de la politique à l'échelle du monde, chose sérieuse et infiniment au-dessus du ballet des notables provinciaux. L'évergétisme des oligarques romains emprunte donc forcément d'autres chemins et procède de motivations différentes. Voyons d'abord ces chemins : les notables offrent liesses et édifices ; les sénateurs donnent des jeux, distribuent du blé aux citoyens et de l'argent aux électeurs ; comme généraux, ils octroient une prime aux soldats. Certaines de ces évergésies s'expliquent facilement : c'était des cadeaux symboliques, scellant un rapport de clientèle qui vient en sus des rapports hiérarchiques, dualité qui fait « l'originalité sociologique de Rome » (PC 414). D'autres s'expliquent par des accidents de parcours, notamment la distribution plus ou moins gratuite de blé aux citoyens. Restent les jeux – le « cirque » du titre – et la « corruption électorale ». Les jeux étaient une institution régulière, organisés aux frais de certains fonctionnaires qui étaient, semble-t-il, prêts à se ruiner pour eux sans rien recevoir de bien précis en retour. C'est que ces fonctions étaient une étape indispensable dans toute carrière politique qui visait le consulat, et que les magistrats firent de nécessité vertu en saisissant cette occasion de se faire aimer. Pourquoi indispensable ? Veyne ne l'explique guère, sauf par une analyse fonctionnaliste douteuse sur laquelle je reviendrai :

intérêt collectif pour l'évergétisme, un intérêt individuel pour s'y soustraire. Si néanmoins évergétisme il y a, c'est qu'un ciment rend impossible ou difficile la défection individuelle : d'une part, la gêne qu'on éprouverait devant ses pairs, d'autre part, la crainte qu'on sentirait devant ses inférieurs. Bien que l'évergétisme n'ait pas été établi comme une concession aux masses, sa suppression serait senti comme une insulte au peuple (PC 317). L'asymétrie entre *exit* et *entrée* est, en fait, un thème majeur du livre ; j'y reviendrai.

les jeux constituaient un mur d'argent qui barrait la voie de la politique à quiconque n'était pas riche (PC 400).

La corruption électorale, qui prenait la forme soit de spectacles irréguliers offerts aux électeurs, soit carrément d'une distribution d'argent, touchait non la plèbe, mais une minorité de riches propriétaires. Sans doute ceux-ci voyaient-ils parfois la vente des suffrages comme une *Gelegenheitsunternehmung* parmi d'autres (PC 425), mais cela n'explique pas qu'ils se soient également laissés influencer par les spectacles ; et puis ils n'acceptaient pas d'être achetés de manière trop voyante : c'étaient des courtisanes plutôt que des prostituées (PC 423). Ils ne votaient pas non plus par intérêt, d'abord pour la raison universelle[8] qu'un seul électeur n'a qu'une chance infinitésimale d'influer sur le résultat final, et ensuite pour la raison spécifiquement romaine[9] que ce résultat ne les intéressait guère (PC 423). Pourquoi donc voter ? Et pourquoi se laisser influencer par les spectacles lorsqu'il s'agit de faire un choix politique ? La deuxième question trouve une réponse dans la théorie de l'*indice* (PC 773) : à partir du moment où l'excellence est conçue comme une et indivise (PC 114), qui fait bien une chose en fera aussi bien une autre, même si les qualités requises pour l'une et l'autre tâche sont toutes différentes[10]. La première question ne trouve guère de réponse explicite, mais on peut penser que, pour cette « poignée de riches électeurs et votants qui contrôlaient les comices » (PC 425), les élections étaient une occasion sociale à ne pas manquer, peut-être profitable, certainement agréable. Cela n'exclut pas que la décision de voter ait

8. Voir B. Barry, *Sociologists, Economists and Democracy* (Chicago : University of Chicago Press 1978), ainsi que le chapitre 5 de *The Cement of Society,* pour des analyses de ce « paradoxe de vote » qui déconcerte ceux qui voudraient expliquer le comportement politique par les choix rationnels et intéressés. Dans les sociétés modernes, on comprend fort bien qu'un électeur préfère tel parti à tel autre, et qu'il donne son vote au premier une fois qu'il a décidé de se déplacer jusqu'au bureau de vote. Ce qui fait problème, c'est cette décision préalable elle-même. A Rome, il est difficile d'expliquer non seulement que les électeurs fassent un choix, mais aussi le choix qu'ils font. Dans les deux cas, on évite difficilement la notion d'*attitude désintéressée* (p. 425).

9. Pas tout à fait. S. Langholm, *Elitenes valg* (Oslo : Universitetsforlaget 1984) a montré qu'il en était de même dans les élections à suffrage restreint en Norvège au siècle dernier : il ne s'agissait pas de choisir une politique, mais d'honorer un homme en l'élevant à une fonction publique.

10. Cette idée relève de la théorie des stéréotypes ; voir par exemple, R.A. Jones, *Self-Fulfilling Prophecies* (New York : Lawrence Erlbaum 1977).

pu faire aussi l'objet d'un calcul intéressé : que dirait-on de moi si j'étais absent des élections ? Mais alors il faut se demander pourquoi cet « on » assumerait les coûts et les risques de médire sur mon compte. Toute norme sociale, y comprise la participation aux élections, présuppose en dernière instance un comportement désintéressé, que ce soit chez celui qui obéit à la norme ou chez ceux qui l'obligent à obéir [11].

Les derniers magistrats de la République annoncent déjà les empereurs : l'évergétisme de César, d'Octave ou d'Agrippa manifeste leur majesté souveraine plus qu'il ne fait partie de la politique politicienne. Les bienfaits de l'empereur appartiennent à trois ordres de faits, en grande partie hétérogènes entre eux : les bienfaits de la fonction, l'apparat du culte du roi, les jeux offerts au public. L'empereur est d'abord « auteur du bien et irresponsable du mal » (PC 558) : on lui doit ce qui arrive de bon dans son empire, puisque c'est grâce à lui qu'il existe une société plutôt que rien (PC 559). Cette attitude n'émanait pas de la propagande d'en haut, comme c'est le cas dans tant de dictatures modernes [12] ; elle venait d'en bas, du peuple, qui, sans souci de cohérence, aimait le roi tout en dénonçant sa politique ou ses conseillers. Si le roi savait ! Ensuite il y a la divinisation de l'empereur et le culte qui l'entoure, phénomène qui suscite les plus belles pages du livre : c'est un agnostique qui parle (PC 586) et c'est peut-être pourquoi il sait débrouiller si finement les rapports du divin aux dieux. La divinisation de l'empereur résultait, comme tant d'évergésies, de la rencontre du besoin populaire non pas de croire mais de se sentir gouverné par un bon maître, et du besoin royal d'étaler et d'exprimer sa majesté. Qu'il y ait eu aussi hégémonie et contrainte symbolique, l'auteur ne le nie pas, tout en y voyant des phénomènes secondaires et marginaux. Enfin il y a les jeux publics, qui revêtaient une importance considérable sous l'Empire, prince et spectateurs passant le quart ou le tiers de leurs journées ensemble au spectacle (PC 703). Veyne y voit l'expression d'un rapport triangulaire et complexe entre l'empereur, le

---

11. Voir sur ce point le chapitre 3 de *The Cement of Society.*

12. Voir chapitre II ci-dessous. Dans le régime soviétique dépeint par Zinoviev, personne ne croit au mythe propagé par les autorités, conformément à l'observation de Veyne que « l'apologétique n'est pas une conduite rationnelle : elle rate très souvent ses effets » (PC 664).

Sénat et la plèbe [13]. Rome finit par devenir la cour de l'empereur et la plèbe sa clientèle. Le Sénat méprise la plèbe et garde ses distances à l'égard de l'empereur qui, lui, aime se voir aimé par la plèbe tout en refusant aux faiseurs de roi sénatoriaux la moindre prise sur lui, lutte sournoise et sourde dans laquelle il est appuyé par la plèbe, qui a de bonnes raisons de craindre l'hégémonie du Sénat.

Le cadre de cette analyse historique est une théorie générale de l'autorité politique dans le monde antique. D'une manière générale, Veyne distingue trois sources de l'autorité : par délégation, par droit subjectif et par la nature des choses. La dernière catégorie est à la fois la plus importante dans l'œuvre de Veyne et son apport le plus orginal ; elle ressemble au charisme, tout en le débordant dans le traditionalisme. L'autorité des notables grecs fut à l'origine un pouvoir par délégation, qui tendait irrésistiblement à se transformer en cette ascendance naturelle qui est celle des supérieurs ; le pouvoir de l'empereur tendait vers le droit subjectif et divin, sans jamais atteindre le même degré que dans le despotisme oriental ; entre ces deux extrêmes, chacun tempéré, modifié, ou attiré par le centre, le pouvoir sénatorial représente la position intermédiaire et pour ainsi dire normale. On naît oligarque, comme on naît pauvre ou sujet ; la politique c'est, d'une part, le jeu de la répartition des fonctions entre les oligarques, d'autre part, l'art de ménager, de façon plus ou moins péremptoire, la sensibilité des gouvernés ; cette deuxième fonction est d'autant plus efficace (et d'autant moins machiavélique) que la politique est aussi déploiement, expression et rayonnement.

---

13. Ailleurs (PC 609 sq.), Veyne analyse longuement le rapport entre le Sénat et la garde prétorienne dans la nomination de l'empereur, ajoutant ainsi un quatrième pôle au rapport des forces. Selon James March (« The power of power », in D. Easton (ed.), *Varieties of Political Theory,* Englewood Cliffs, N.J. : Prentice Hall 1966), on peut concevoir l'exercice du pouvoir soit comme une consommation, soit comme un investissement. Dans le premier cas, on en déduira la maxime « *Let the king beware of the kingmaker* », dans le second on dira « *Let the kingmaker beware of the king* ». Selon Veyne, semble-t-il, la première maxime serait valable pour le rapport de l'empereur à la garde prétorienne, la seconde pour son rapport au Sénat (p. 885-86). D'une part, « la garde assassine les empereurs trop sénatoriaux » (p. 611), mais, d'autre part, « la plèbe aimait (...) voir les mauvais empereurs humilier les nobles » (p. 722), et d'ailleurs les sénateurs eux-mêmes préféraient ne pas faire pression sur leur créature afin de ne pas avoir à avouer leur impuissance : « La solution fut de proclamer que le césarisme était mauvais et que le prince régnant était bon » (p. 721).

Un thème constant chez Veyne est le grand débat des Anciens sur la nature de l'autorité et les dangers que comportaient pour les gouvernants les plaisirs des gouvernés. Polybe et Cicéron incarnent la position totalitaire, selon laquelle l'autorité est absolue ou n'est pas. Les Gracques ou les démagogues à qui s'opposait Polybe cherchaient à maximiser non pas l'obéissance et la discipline mais la tranquillité sociale, ce dernier objectif exigeant selon eux un minimum de concessions au peuple. D'où ce grand débat : « L'évergétisme peut s'interpréter de deux manières : comme le fait d'une oligarchie qui habilement se modère ou comme une corruption de la vraie oligarchie » (PC 465)[14]. D'après Veyne, les craintes de Cicéron et de Polybe n'étaient guère justifiées. Leur attitude s'explique non par une analyse rationnelle de la situation mais par la tendance naturelle des hommes à aller jusqu'au bout des choses, ce qui souvent revient à aller trop loin (PC 708). Mais il serait également faux de concevoir l'évergétisme comme l'instrument d'une manipulation au service de l'élite. Peut-être l'abolition des jeux aurait-elle eu des conséquences néfastes, mais il ne s'ensuit pas nécessairement que ces évergésies aient été introduites pour éviter ces mêmes conséquences. On ne donne pas des plaisirs au peuple, on les lui laisse[15].

Dans ces sociétés, traditionnelles et autoritaires plutôt que despotiques ou totalitaires, l'ordre établi est comme un paysage : on y vit, on y cherche une niche, on l'embellit un peu afin de le rendre supportable, mais on ne songe jamais à le bouleverser. Le fait du commandement va de soi ; ses modalités ne changent rien, si ce n'est l'apparence pittoresque des choses, ce qui d'ailleurs n'est pas négligeable. Voir l'évergétisme comme élément d'un contrat social, comme contre-prestation au trans-

14. En quelques pages éblouissantes (PC 471 sq.), Veyne met de l'ordre dans l'idée confuse selon laquelle le luxe et la décadence furent à l'origine de la chute de la République. Cette thèse peut signifier ou bien que le luxe amollit le peuple, ou bien que la richesse corrompt l'aristocratie. La première idée se scinde à son tour en deux : ou bien le luxe supprime l'esprit civique (version démocratique), ou bien il supprime la docilité du peuple (version oligarchique). La deuxième se divise également : ou bien la richesse suscite des parvenus, ou bien elle corrompt la vieille noblesse elle-même, dans la mesure notamment où celle-ci refuse de s'ouvrir aux hommes nouveaux.

15. Il n'y a donc pas contradiction lorsque Veyne (PC 787) invoque l'« effet Tocqueville » : un régime dur n'est jamais aussi menacé que le jour où il commence à se libéraliser. Accorder une concession est une chose, ne pas retirer un plaisir traditionnel en est une autre.

fert du pouvoir, est une idée qui séduirait les théoriciens de l'échange, mais qui trahit l'expérience historique ; insister sur le loisir qu'on a de résister à l'autorité est une idée de philosophe qui oblitère les distinctions vécues. Et pourtant toutes les autorités ne sont pas respectées ; l'ordre établi ne garde pas toujours l'apparence de légitimité ; il arrive qu'il y ait un tremblement de terre : reste à en dégager les conditions. Selon Veyne, l'inégalité, fait macro-sociologique, ne suscite pas l'envie, fait micro-sociologique (PC 307), et, même s'il y a envie, elle engendre plutôt une aigreur d'impuissance qu'un sentiment révolutionnaire (PC 308), à quoi il faut ajouter que le « savoir livresque » (PC 452) de l'inégalité ne saurait par lui-même susciter les révoltes.

Puisque ni l'injustice en gros ni l'injustice en détail n'ont un effet mobilisateur, que reste-t-il ? Dans quelles conditions la réduction de dissonance — ce grand mécanisme stabilisateur des sociétés traditionnelles — est-elle bloquée ? Selon Veyne, le plus grand danger pour les sociétés autoritaires est un système universaliste de mobilité sociale qui distribue les promotions au mérite plutôt qu'au hasard (PC 314)[16]. Ce qui relève du hasard ne saurait aussi relever du possible ; la promotion imprévisible et accidentelle frappe comme la foudre et renforce le sentiment d'impuissance devant la société-paysage. Comme Tocqueville[17],

16. Ainsi Tocqueville (DA II 156-57) : « Il faut surtout que [les chefs des démocraties] s'efforcent de bannir, autant que possible, le hasard du monde politique. L'élévation subite et imméritée d'un courtisan ne produit qu'une impression passagère dans un pays aristocratique, parce que l'ensemble des institutions et des croyances force habituellement les hommes à marcher lentement dans des voies dont ils ne peuvent sortir. Mais il n'y a rien de plus pernicieux que de pareils exemples offerts aux regards d'un peuple démocratique. » A cette idée, Veyne ajoute que dans les sociétés traditionnelles, où la promotion imméritée est tolérable, la promotion au mérite ne l'est pas.

17. « Il ne faut pas croire (...) que ce soit l'excès de ses privilèges qui, le plus souvent, fasse périr une aristocratie ; il peut, au contraire, arriver que la grandeur même de ces privilèges la soutienne. Si chacun croit pouvoir un jour entrer dans un corps d'élite, l'étendue des droits de ce corps sera ce qui le rendra cher à ceux mêmes qui n'en font pas encore partie. De cette manière, les vices mêmes de l'institution feront sa force ; et ne dites pas que les chances sont faibles ; il n'importe guère si le but est élevé. Ce qui entraîne le plus le cœur humain, c'est bien moins la certitude d'un petit succès que la possibilité d'une haute fortune. Augmentez la grandeur de l'objet à atteindre et vous pourrez sans crainte diminuer les chances de l'obtenir. Dans un pays où il n'est pas impossible que le pauvre arrive à gouverner l'Etat, il est plus facile d'écarter toujours les pauvres du gouvernement, que dans ceux où l'espérance du

Veyne compare la mobilité ascendante dans les sociétés traditionnelles à une loterie (PC 314). Mais, à la différence de Tocqueville, Veyne n'y voit pas un élément stabilisateur de ces sociétés : la transformation du régime des notables en un ordre formel élimine la loterie sans pour autant accroître la frustration (PC 315). Sur ce point, Veyne me semble avoir raison contre Tocqueville. Il est vrai que n'importe qui *peut* gagner le gros lot, mais que signifie l'idée que chacun *peut* entrer dans un corps d'élite, indépendamment de ses efforts et de ses mérites ? Chez Veyne, si je l'ai bien compris, l'effet du hasard n'est pas de créer chez chacun l'espoir de gagner, mais d'éliminer l'envie qu'autrement on éprouverait pour les gagnants[18].

Voilà deux volets systématiques du livre de Veyne : histoire de l'évergétisme, analyse des rapports d'autorité dans l'Antiquité classique. Le troisième volet est le rôle de « réservoir » qu'il joue pour la sociologie comparée, non seulement en matière de mécénat ou de régimes politiques, mais dans tous les domaines qu'embrassent la lecture et la réflexion de l'auteur. Ce volet ne se prête évidemment pas à l'interprétation ou au résumé ; tout au plus peut-on en indiquer quelques aspects.

Sociologie de l'oligarchie. Les intérêts des oligarques, comme de tout homme, sont multiples : argent, pouvoir, prestige. Or, qui dit multiplicité d'intérêts dit conflit d'intérêts ; il en est beaucoup question dans ce livre. Chez les notables grecs, il y a

---

pouvoir ne lui est pas offerte ; l'idée de cette grandeur imaginaire, où il peut être appelé un jour, se place sans cesse entre lui et le spectacle de ses misères réelles. C'est un jeu de hasard où l'énormité du gain possible attache son âme en dépit des probabilités de la perte. Il aime l'aristocratie comme la loterie » (« Etat social et politique de la France avant et depuis 1789 », *Œuvres complètes,* t. II, vol. 1, p. 46).

18. Ainsi, dans les sociétés modernes, la mobilité sociale risque d'avoir un effet déstabilisateur, au moins en ce qui concerne l'expérience vécue. Au lieu de substituer l'espoir (stabilisateur) à la frustration (déstabilisatrice), la mobilité ascendante accentue la frustration, puisque, d'une part, les ambitions croissent plus vite que les moyens de les satisfaire et que, d'autre part, on jette des regards envieux sur le voisin dont les ambitions sont effectivement satisfaites. Pour le premier mécanisme, voir R. Boudon, *Effets pervers et ordre social* (Paris : Presses Universitaires de France 1977), chapitre VI ; pour le second, A. Hirschman, « Changing tolerance for inequality », *Quarterly Journal of Economics* 86 (1973). Par contre, il existe des mécanismes objectifs, les mêmes pour toute société de classe, par lesquels la mobilité tend à avoir un effet stabilisateur : d'une part, elle renouvelle le sang des classes gouvernantes, et, d'autre part, elle affaiblit le potentiel de révolte des classes opprimées en les privant de leurs membres les plus doués.

contradiction entre la personnalité de l'oligarque, dont la nature dispose peu à la générosité, et les exigences du régime oligarchique : mais « un peu de contrainte l'aide à passer le cap difficile, après quoi il se retrouve tout heureux d'avoir fait ce qu'il hésitait à faire » (PC 216-17). Chez les sénateurs romains, une contradiction existe également entre l'égoïsme à court terme des oligarques en tant que possédants et leur intérêt politique (PC 467). La loi agraire de Tiberius Gracchus fut l'équivalent des *Factory Acts* anglais au XIXe siècle : la défense des intérêts de la classe aux dépens des intérêts de ses membres, à cette différence près que les sénateurs romains ne pouvaient pas se laisser contraindre par une autre classe à agir selon leur intérêt. « La première classe possédante à n'être pas gouvernante aura été la bourgeoisie » (PC 117), fait qu'on a interprété diversement comme calcul désespéré, aveu d'impuissance ou signe que « le cumul des rôles devient écrasant pour les acteurs » (PC 117)[19]. En ce qui concerne le rapport entre prestige et argent, ou évergésies et investissement, il peut y avoir contradiction, complémentarité ou neutralité (PC 162), selon les rapports des notables au peuple et des notables entre eux[20].

Sociologie des biens collectifs. L'évergétisme relève doublement des biens collectifs : il en fut un pour la classe gouvernante, et il en fournit parfois à la cité. Dans un passage déjà

19. La première interprétation est celle de Marx, qui explique le dilemme de la bourgeoisie par un autre mot de Juvénal : « *Et propter vitam vivendi perdere causas* » (*Neue Oder Zeitung* 12-6-1855) ; la deuxième celle de J. Schumpeter, selon qui la bourgeoisie « a besoin d'un maître » (*Capitalisme, socialisme et démocratie,* Paris : Payot 1951, p. 189) et d'Engels (*Der Sozialdemokrat* 5-10-1889) ; la troisième est celle de G.H.C. Cole (*Studies in class structure,* Londres : Routledge and Kegan Paul 1955, p. 65, 84) et de l'auteur. Voir aussi le chapitre II.8 de mon *Laboureur et ses enfants* (Paris : Editions de Minuit 1987) et le chapitre 7.1.4 de mon *Karl Marx : Une interprétation analytique* (Paris : Presses Universitaires de France 1989).

20. Cette énumération n'est pas exhaustive. J'ai étudié un cas différent dans « Some conceptual problems in political theory » (in B. Barry (ed.), *Power and Political Theory,* Chichester : Wiley 1976), à propos de l'étude qu'a faite E. Genovese de l'esclavage américain. Ce cas diffère de la neutralité en ce que la dépense socialement nécessaire est proportionnelle non pas au « superflu qu'on se trouve avoir » (PC 162) mais au produit *brut* du domaine, ce qui semble mieux correspondre à la notion qu'un grand seigneur se doit de dépenser à l'échelle de ses activités. Plus il emploie d'esclaves, plus il acquiert de prestige, à condition de dépenser aussi une quantité proportionnelle en consommation pure ; d'où la possibilité, qui choque les économistes néo-classiques, de classer la consommation de luxe parmi les frais de production

signalé, Veyne explique qu'il « était de l'intérêt du corps entier que l'obligation de faire largesse fît barrière et réservât la distance sociale à un groupe aussi étroit que possible, mais il était de l'intérêt de chaque membre d'augmenter le nombre des notables afin de répartir le fardeau sur un plus grand nombre de têtes » (PC 325)[21]. En ce qui concerne l'évergète fournisseur de biens collectifs dans le sens le plus traditionnel (édifices, spectacles), Veyne distingue d'une part entre l'utile et l'agréable, d'autre part entre le durable et l'instantané, suggérant que les préférences de l'évergète vont d'abord au durable et secondairement à l'utile, celles du peuple d'abord à l'instantané et secondairement à l'agréable. Comme symbole de sa majesté, l'empereur choisit volontiers une colonne dont les détails ne sont visibles qu'à l'aide de jumelles (PC 676); les aqueducs étaient construits pour l'éternité (PC 641), alors qu'il y avait certainement des besoins plus pressants. Comme le remarque finement Veyne, ces constructions inutiles ou inutilement élaborées « trahissent une psychologie de classe, elles ne servent pas d'intérêts de classe : elles ne peuvent servir à rendre les notables populaires auprès du peuple (ce dernier préfère les liesses) et elles ruinent la famille du mécène » (PC 289). Je reviendrai sur cette idée capitale.

Psychologie sociale. En plus des invariantes anthropologiques étudiées plus loin, Veyne offre des aperçus sur la psychologie sociale des Anciens. En voici quelques exemples. Sur *l'honneur* : tandis que l'honneur médiéval du noble va de soi jusqu'à preuve du contraire, la *dignitas* romaine s'acquiert, se cultive et s'accroît (PC 382), d'où l'on pourrait déduire toute une série de diffé-

21. C'est le problème du « cavalier seul » (*free rider*), à propos duquel on peut lire M. Olson, *Logique de l'action collective* (Paris : Presses Universitaires de France 1978), ainsi que R. Hardin, *Collective Action* (Baltimore : John Hopkins Press 1982). Le passage cité n'est pas absolument clair, car augmenter le nombre de notables aurait pour l'oligarque individuel non seulement l'effet positif dont il est question dans le texte mais aussi l'effet négatif de réduire le prestige des oligarques, et l'on ne saurait dire *a priori* quel serait l'effet net. L'idée correcte serait plutôt que pour chaque oligarque il serait rationnel de se soustraire aux obligations de la classe, puisque la perte de prestige qui résulterait de sa défection est négligeable par rapport aux dépenses dont il ferait l'économie. Encore faut-il se demander si le prestige est vraiment un bien collectif, lié au comportement des oligarques en général et permettant ainsi le parasitisme de chacun d'entre eux, ou bien un phénomène local qui ferait dépendre le prestige individuel du comportement individuel (voir la note précédente, ainsi que mon *Logic and Society,* Chichester : Willey 1978, p. 215-216).

rences systématiques[22]. Sur l'*attitude devant le temps :* puisque pour eux le monde est terminé, les Anciens ne sauraient concevoir que les techniques et les préférences dussent évoluer; d'où certains choix qui sont, pour nous, moins que rationnels[23]. Sur l'*illusion micro-économique* (PC 149-150), qui se double d'une illusion micro-politique (PC 554 sq.) : puisque le luxe est créateur d'emplois et le prince créateur d'ordre, une société sans luxe et sans empereur sombrerait dans le chômage ou le chaos, comme si rien ou personne ne saurait remplacer le premier comme le second[24]. Sur *la philanthropie :* dans l'Antiquité, elle « n'est haute que si elle secourt des malheurs élevés » (PC 57). Sur le *passage du sacrifice au festin* : du point de vue des dieux, il importait peu « que les fidèles leur consacrent des objets précieux ou qu'ils fassent le sacrifice d'une journée (un "jour férié") et de ce qu'ils auraient pu gagner en travaillant ce jour-là » (PC 390). Arrêtons ici l'énumération, afin de ne pas réécrire le livre tout entier.

J'en arrive au quatrième volet de ma lecture : l'anthropologie philosophique, qui sera lue ici à travers la grille de la théorie de

22. Ainsi, les vendettas ont souvent leur origine dans les insultes qui n'existeraient pas sans cette institution : on acquiert l'honneur en provoquant autrui en face d'un tiers qui sait que c'est une question de vie ou de mort (C. Boehm, *Blood Revenge. The Anthropology of feuding in Montenegro and Other Tribal Societies,* University of Kansas Press 1984, p. 103, 146). Elles diffèrent en cela des duels, initiés généralement plus pour ne pas perdre l'honneur que pour en acquérir (F.R. Bryson, *The Point of Honor in Sixteenth-Century Italy,* New York : Columbia University Press 1935).

23. Bien entendu, on ne peut pas agir en fonction des techniques et des préférences futures, mais on peut (et doit) tenir compte du fait que très certainement elles seront différentes de ce que nous connaissons aujourd'hui. Sur la rationalité de tenir compte des changements futurs des préférences, voir DA II, p. 196; une analyse théorique est proposée par R.M. Cyert et M.H. de Groot, « Adaptive utility », in R.H. Day et T. Groves (eds.), *Adaptive Economic Models* (New York : Academic Press 1975); pour une application, voir R. Goodin, « Uncertainty as an excuse for cheating our children : The case of nuclear wastes », *Public Policy* 10 (1978). Sur la rationalité de tenir compte des changements futur des techniques, voir DA II, p. 39-40; une analyse théorique est présentée par C. Henry, « The irreversibility effect », *American Economic Review* 64 (1974); pour une application, voir mon « Risk, uncertainy and nuclear power », *Information sur les sciences sociales* 18 (1979).

24. Veyne rapproche à juste titre cet « ancien éloge du luxe » (PC 149) du mercantilisme; on pourrait le rapprocher aussi de certaines erreurs typiques de l'analyse contrefactuelle en histoire *(Logic and Society,* p. 211-212) et de certaines « idéologies spontanées » engendrées par la vie économique (voir mon *Karl Marx,* p. 652-656); enfin l'illusion micro-économique est un cas particulier du sophisme de composition (*Logic and Society,* p. 97 sq.). L'analyse tocquevillienne des mariages d'inclination (voir chap. III ci-dessous) relève de la même logique.

la rationalité. Les choix sont-ils conscients ou inconscients ? Sont-ils rationnels, irrationnels ou plutôt fonctionnels ? Les croyances sont-elles rationnelles, dans le triple sens d'être bien fondées, cohérentes et efficaces ? Si le comportement rationnel rate son effet, faut-il insister sur la rationalité de l'irrationnel ? Peut-on rationnellement adopter la même attitude devant une chose, devant un autre homme et devant soi-même ? Nourri de Hegel et de l'économie moderne, l'exposé de Paul Veyne propose des réponses à ces questions sans pour autant les poser ouvertement. Il faut donc lui imposer une structure qui sera la suivante : On examinera d'abord sa notion du choix individuel. Ensuite, on montrera Veyne critique et victime de l'explication fonctionnaliste. Viendra ensuite un exposé de sa théorie des croyances et de l'idéologie. On conclura sur une note hégélienne : la lutte pour la reconnaissance, les comportements paradoxaux.

La conception courante du choix rationnel repose sur l'idée d'un rapport optimal entre moyens et fins : c'est la rationalité instrumentale, curieusement appelée *Zweckrationalität* par Max Weber. Chez Veyne, on dégage une double critique de cette idée : d'abord elle surestime l'action instrumentale par rapport à l'action expressive, ensuite elle néglige un certain nombre de phénomènes subtils et importants qui tendent à transformer la structure moyen-fin-optimum en un ensemble dynamique dont les éléments ne se laissent plus très bien distinguer les uns des autres. Nous examinerons ces deux objections, mais constatons d'abord que Veyne offre aussi une analyse de la rationalité instrumentale *stricto sensu,* conçue comme « actualisation d'une tendance universelle qui nous pousse à faire rationnellement toutes choses, que ce soit la guerre, le gouvernement, la philosophie, le sport ou le jeu d'échecs » (PC 130). C'est une attitude qui est de tous les temps et de tous les domaines, et qu'on a réservée à tort à l'entreprise capitaliste. Veyne discute longuement (PC 139, 160, 178, 183) le problème de la rationalité économique de l'Antiquité ; c'est, selon moi, l'une des parties les moins satisfaisantes de son livre. Contrairement à ce que le texte implique, on peut « optimiser » sans investir beaucoup : cela dépend de la combinaison préférée de consommation présente et de consommation future. Veyne récuse d'abord (PC 139, 179) la distinction entre la gestion routinière du patrimoine et la gestion capitaliste de l'entreprise, invoquant le fait que la conservation méthodique conduit à la croissance, grâce à ce qu'on a appelé « *learning by doing* ». Or il n'est pas vrai que toute croissance économique ou développement technique passe par des incréments, car il faut parfois reculer pour mieux sauter, ce qui demande une attitude tout autrement entreprenante[25]. Cette même distinction est pourtant défendue ailleurs, lorsqu'il suggère (PC 160 sq.) qu'il existe deux types de sociétés : celles qui « suivent la routine et se satisfont de ce qu'elles ont » et celles qui optimisent, investissent et croissent.

Un thème constant du livre est la critique du rationalisme excessif des modernes, qui voient partout intention, dessein, stratégie ou plan, là où la réalité est plutôt expression, épanouissement ou accommodation. Veblen, par exemple, a confondu l'apparat du prestige et sa perversionn : il y a apparat lorsqu'il faut déployer une certaine splendeur pour ne pas perdre l'estime des autres, qui n'en attendent pas moins ; il y a perversion de l'apparat « quand un homme se conduit admirablement pour être vu comme admirable » (PC 99). Citons le texte capital qui fait le point à ce propos :

> La rationalité de l'expression, son adaptation à ses fins, a quelque chose de paradoxal : si elle est trop rationnelle, elle manque ses effets. Quand on se complaît en soi-même et en sa grandeur, on se soucie peu de l'impression à produire sur autrui et on la calcule mal. Or, autrui le sait : il sait qu'une expression authentique ignore le spectateur et ne proportionne pas ses effets : les importants, qui calculent trop, ne voient pas les sourires derrière leur dos. Le spectateur doute d'une expression calculée : une véritable grandeur ne se complaîrait-elle pas davantage en elle seule ? Seule une expression qui ne cherche pas à faire effet en produit un (PC 679).

La dernière phrase suggère la notion d'*effets essentiellement secondaires*[26], ou d'états qu'on ne saurait réaliser que de

25. Voir J. Schumpeter, *The Theory of Capitalist Development* (Cambridge, Mass. : Harvard University Press 1934), p. 80. Pour l'importance de stratégies indirectes (reculer pour mieux sauter) dans le comportement rationnel, voir aussi mon *Ulysses and the Sirens,* édition revue, Cambridge University Press 1984, chap. I.

26. A la suite de Veyne, j'ai longuement étudié ce phénomène au chap. I du *Laboureur et ses enfants*.

manière non voulue (ou par l'emploi de stratégies indirectes, comme la tentative pascalienne d'engendrer la foi en faisant semblant de croire[27]). Il y a des buts qui se dérobent devant la main qui se tend pour les saisir, pour s'offrir ensuite à celui qui s'en détourne, à condition que tel n'ait pas été le mobile de s'en détourner. Le paradigme de ces états est le sommeil ; on y ajoutera l'oubli, la croyance, la sincérité, la dignité, l'innocence, la spontanéité, la foi, le salut, ainsi que le respect, l'admiration, la gratitude ou l'amour d'autrui[28]. La tentative pour réaliser de manière délibérée ces états essentiellement secondaires constitue une *hubris* qui est de tous les temps, même si aujourd'hui elle revêt peut-être une importance particulière[29]. Il s'agit d'un *excès de volonté,* dont les rapports à la notion mieux connue de *faiblesse de volonté* restent à étudier[30].

Pour la psychologie morale, les cas les plus importants sont ceux où l'acteur cherche à créer en lui-même un état essentiellement secondaire. Pour la psychologie politique, il faut surtout étudier l'effort pour créer ces états chez autrui. En un sens, ce cas est moins paradoxal. Si l'intention d'obtenir X en faisant Y est incompatible avec X, on ne saurait réaliser X qu'en se cachant à soi-même qu'on fait Y avec cette intention. Mais la mauvaise foi relève elle-même des effets essentiellement secondaires : « on *se met* de mauvaise foi, dit Sartre, comme on s'endort »[31]. Au contraire, l'intention de tromper autrui n'a rien de si ouvertement paradoxal, puisqu'on peut cacher ses intentions au monde sans se tromper soi-même. Cependant, selon

---

27. Voir, sur ce sujet, *ibid.*, chap. II.3.

28. Tocqueville, bien entendu, n'ignorait pas ce coin de l'esprit humain. Il remarque dans les *Souvenirs,* à propos de sa campagne électorale, que « rien ne sert plus au succès que de ne point le désirer avec trop d'ardeur » (S 108).

29. Voir notamment L. Farber, *Lying, Despair, Jealousy, Envy, Sex, Suicide, Drugs and the Good Life* (New York : Basic Books 1976), ainsi que les travaux de Paul Watzlawick (notamment *The Language of Change,* New York : Basic Books 1978). Selon Farber, le mal profond des hommes modernes est de « vouloir ce qui ne saurait être voulu ». Pour Watzlawick et les autres membres de l'école de Palo Alto, l'étiologie de certaines pathologies familiales est à rechercher dans les injonctions impossibles, tels les célèbres commandements « Ne sois pas si obéissant », paradigme de la fausse déstalinisation (voir chap. II ci-dessous), et « Sois spontané ». De manière semblable, on relève chez Veyne le commandement des mauvais empereurs : « Adorez-moi » (p. 680, 714).

30. Pour cette dernière notion, voir le chap. IV ci-dessous.

31. *L'être et le néant* (Paris : Gallimard 1943), p. 109.

Veyne, on y réussit rarement : autrui « *merkt die Absicht und wird verstimmt* ». Il n'existe pas de formule qui permette de produire l'apparence d'insouciance [32], ni l'impression de générosité spontanée, ni la réputation – parfois très utile – d'irrationalité [33], puisque l'utilisation même d'une formule suggérerait au spectateur intelligent que derrière le comportement apparemment non calculé il existe une intention finement calculatrice.

Donc un point de départ : un certain comportement, tel l'ostentation ou la générosité, produit un certain effet sur autrui. Une prémisse additionnelle : cet effet est utile, agréable ou désirable pour l'acteur. D'où deux erreurs possibles : ou bien on considère l'effet comme le mobile de l'action, même quand il s'agit d'effets essentiellement secondaires, ou bien on affirme que l'effet est la fonction qui explique l'action. Veyne dénonce avec un maximum de vigueur la première erreur. Ainsi, le « bourgeois croyait que l'artiste romantique vivait en artiste pour épater le bourgeois » (PC 98), quand en réalité l'artiste est artiste comme le riche est riche ou le lion est lion (PC 99), c'est-à-dire sans y songer (il ne le devient que quand il cesse d'y songer) [34]. Il me semble pourtant que Veyne se montre insuffisamment vigilant à l'égard de la seconde erreur, lorsqu'il affirme, par exemple, que la fonction de l'ostentation est de faire barrière (PC 39, 400) ; j'y reviendrai [35]. Dans les deux cas, on est obsédé par le sens instrumental de l'action, comme si toute action devait en avoir un ; on tombe victime de la

---

32. Ainsi Zinoviev constate que l'attitude des dirigeants soviétiques envers les dissidents est celle d'une « indifférence active » (voir chap. II ci-dessous).

33. Il est beaucoup question ces jours-ci de la rationalité d'investir dans une réputation d'être irrationnel (voir par exemple D.M. Kreps et R. Wilson, « Reputation and imperfect information », *Journal of Economic Theory* 14, 1982). Mais, comme l'a remarqué il y a longtemps Thomas Schelling (*The Strategy of Conflict,* Cambridge, Mass. : Harvard University Press 1960, p. 36, 38), le moyen le plus efficace de donner l'apparence d'être irrationnel, c'est de l'être effectivement.

34. L'erreur des analyses vebleniennes de la consommation ostentatoire saute aux yeux lorsqu'on se promène en voiture devant les propriétés riches en France ou aux Etats-Unis : loin de s'exposer et de s'étaler au monde, les riches s'en retirent et s'en cachent, soit par des murs infranchissables, soit par des kilomètres de gazon.

35. Dans *La distinction* (Paris : Editions de Minuit 1979), P. Bourdieu commet systématiquement cette deuxième erreur. Pour des exemples, voir mon compte rendu critique dans *Commentaires* 19 (1982), ainsi que *Le laboureur et ses enfants,* p. 50-52, 94.

présomption que le « *Cui bono ?* » offre une explication privilégiée de l'action[36].

Vers la fin du livre (PC 706 sq.), Veyne résume en quelques pages trop denses sa théorie sur « les options hétérogènes et leurs paradoxes », qui coïncide en partie avec certains développements récents de la théorie économique des préférences. L'idée la plus importante est celle du changement endogène des préférences, dont Veyne insiste surtout sur la forme « rationnelle », par réduction de dissonance cognitive : « Le choix fait ou accepté, les intérêts qu'il se trouve satisfaire prendront une importance plus que proportionnelle » (PC 709) — et donc les intérêts non satisfaits une importance moins que proportionnelle : ces raisins sont trop verts[37]. On verra au chapitre IV que, bien avant Festinger[38], inspiration immédiate de Veyne, Tocqueville eut la même idée et la développa en de nombreuses analyses précises.

La théorie de la dissonance cognitive affirme, en gros, que les hommes tendent à ajuster leurs désirs et leurs croyances à leurs moyens, afin de ne pas se trouver dans la situation intolérable de désirer ce qu'ils ne peuvent avoir ou de croire mauvaise une situation dont ils ne peuvent s'échapper. Or Veyne suggère l'idée que cet ajustement n'est jamais parfait : les sociétés autoritaires induisent la *suradaptation* des sujets à leurs contraintes. Tocqueville, déjà, pensait de même : « Le Français a besoin d'un peu de licence en toute chose. Il en place même dans la pratique de la servitude. Il aime à faire plus qu'on ne lui commande; aussitôt qu'il est entré dans l'esprit de la servitude, il le dépasse »[39]. Veyne reprend cette observation ironique, avec le détail et la précision qui font d'un bon mot un outil explicatif :

36. Il faut signaler aussi une troisième erreur : chercher le sens de l'action dans les désirs inconscients de l'acteur. Quand l'explication intentionnelle échoue, on peut se réfugier soit dans l'en-deçà de l'intention individuelle, c'est-à-dire l'inconscient, soit dans son au-delà, les effets non voulus. La psychanalyse et la sociologie fonctionnaliste se prêtent admirablement à la recherche obsessionnelle du sens ; parfois on tombe dans l'une quand l'autre ne réussit pas, et parfois on se sert de l'une pour faire réussir l'autre. Leur vice commun est l'arbitraire total des explications qu'elles offrent.

37. A la suite de Veyne, j'ai longuement étudié ce phénomène au chap. III de *Sour Grapes* (Cambridge University Press 1983).

38. L. Festinger, *A Theory of Cognitive Dissonance* (Stanford University Press 1957), *Conflict, Decision and Dissonance* (Stanford University Press 1964).

39. *L'Ancien Régime et la Révolution,* vol. II, t. II des *Œuvres complètes,* p. 331.

> Les hommes ne font pas de l'égalité et de la justice des conditions *sine qua non* ; ils mettent leurs aspirations en consonance avec le possible ; la relative stabilité des sociétés, entre l'idylle et le chaos, ne tient pas à un juste équilibre qu'elles auraient réalisé entre leurs membres, mais au fait que l'humanité ne se pose de problèmes que lorsqu'elles peut les résoudre. Le régime hellénistique durait, non pas grâce à la redistribution évergétique, mais parce que, devant l'inégalité économique, la foule des plébéiens dispersés et eux-mêmes inégaux entre eux était aussi incapable de se coaliser qu'une foule de paysans inorganisés et inégalement menacés n'est capable de sortir de sa passivité séculaire devant les débordements d'un fleuve : elle renonce à disputer le terrain au fléau — et même, détail révélateur, elle se cantonne un peu en deçà de la limite des crues (PC 312)[40].

Pourquoi les hommes se contenteraient-ils de moins que ce qu'ils auraient pu avoir ? La réponse de Veyne est liée à son idée que les hommes préfèrent aller aux extrêmes plutôt que de s'installer au milieu. Or cette tendance à aller aux extrêmes requiert elle-même une explication ; j'y reviendrai.

D'après Festinger et Veyne, les préférences tendent à changer « une fois le choix fait ou accepté ». Or le phénomène est plus général : il arrive que les préférences changent *avant* le choix, afin de faciliter la décision et de réduire le risque de regret. Quand deux options se valent à peu près, il s'opère souvent un glissement de l'esprit qui a pour effet de faire apparaître nettement l'une supérieure à l'autre[41]. Ce mécanisme pourrait déjà receler une explication possible de la tendance à aller aux extrêmes : en peaufinant l'adaptation au possible, on créerait trop d'occasions de regret.

Autre problème sur lequel il faut revenir : Veyne ne distingue

---

40. Notez l'observation profonde, faite en passant, que l'obstacle à l'action collective est que les acteurs sont *inégalement menacés* par leur adversaire social ou naturel. L'action collective, dans ce cas, n'exige pas seulement que les acteurs surmontent la tentation de faire cavalier seul, mais aussi, tâche plus difficile, qu'ils réussissent à négocier la distribution des charges entre eux. Je traite ce problème aux chapitres 4 et 6 de *The Cement of Society*.

41. R.N. Shepard, « On subjectivey optimum selection among multiattribute alternatives », in M.W. Shelley et G.L. Bryad (eds.), *Human Judgement and Optimality* (New York : Wiley 1964). Voir aussi le chapitre II de *Solomonic Judgements* pour d'autres exemples de cette tendance humaine à éviter les choix difficiles ou trop serrés.

pas suffisamment entre le changement induit des préférences et le changement induit des croyances. Si je n'obtiens pas la promotion recherchée, je peux rendre la situation plus tolérable en disant soit « La position supérieure ne me laisserait aucun loisir » (ils sont trop verts), soit « Ils ont peur de mon talent ». Dans les deux cas j'arrive à réduire la dissonance cognitive, mais la deuxième solution est plus coûteuse, car elle impose des croyances fausses qui risquent d'engendrer des conduites erronées [42]. Observons à ce propos que seule la première solution est conforme à l'esprit stoïque, spinoziste ou bouddhiste, selon lequel l'adaptation doit être consciente et délibérée plutôt qu'inconsciente et subie — comme ce fut le cas du renard et des raisins de la fable. On se serait attendu à ce que Veyne fasse le rapprochement entre la philosophie stoïque et la réduction de la dissonance cognitive ; or sa brève mention du stoïcisme (PC 693) suggère que ce fut une philosophie de notables plutôt que de pauvres. C'est seulement dans le bouddhisme que le contrôle délibéré et conscient de soi-même est devenu une philosophie de masse [43].

Le « Ils sont trop verts » est aussi un élément majeur de l'analyse que propose Veyne de la croyance idéologique : j'en reparlerai. A cette idée s'en ajoutent, dans sa théorie du choix, deux autres : les objets du choix sont discontinus, tout choix tend aux extrêmes. Considérons le jugement de Salomon [44]. Il lui fallait donner l'enfant à l'une ou à l'autre des deux femmes qui se présentaient devant lui : il n'existait pas de solution

---

42. Ainsi J. Levenson, dans son analyse des réactions chinoises devant l'Occident au début de ce siècle (*Confucian China and its Modern Fate,* Berkeley : University of California Press 1968), distingue-t-il entre deux types de réponses. D'une part, il y avait ceux qui voyaient dans le développement technique de l'Occident une option que la Chine avait contemplée et rejetée depuis longtemps : ils sont trop verts. D'autre part, il y avait ceux qui croyaient en la possibilité de garder l'essence (*t'i*) chinoise tout en rejetant la fonction (*yung*) occidentale. Autrement dit, ces derniers voulaient prendre de l'Occident les techniques dont ils pensaient pouvoir profiter, sans pour autant en accepter les concomitants culturels et politiques. Or, comme le dit Tocqueville à propos d'un problème analogue, « ces choses se tiennent, et l'on ne saurait jouir des unes sans souffrir les autres » (DA II 205).

43. « Le "ces raisins sont trop verts" de la fable serait du bon bouddhisme si le résultat n'était obtenu par une illusion sur l'objet, alors qu'il faut au contraire dénoncer l'illusion du désir » (S.-C. Kolm, « La philosophie bouddhiste et les "hommes économiques" », *Information sur les sciences sociales* 18 (1979), p. 530).

44. Pour une analyse plus poussée, voir le chap. III de *Solomic Judgements*.

intermédiaire [45]. Une solution — peut-être même *la* solution rationnelle — aurait été de décider par tirage au sort. Mais le récit biblique suggère que l'une des femmes aurait rejeté cette solution, préférant voir l'enfant coupé en deux plutôt que de risquer de le voir donné à l'autre. Ce faisant, elle aurait péché par envie, sans doute, mais aussi par cet excès d'esprit systématique qui ne tolère que les solutions extrêmes, nettes et dépourvues d'ambiguïté, si mauvaises soient-elles.

Cette dernière idée revient sous la plume de Veyne [46]. Elle rend intelligible le culte de l'autorité constituée d'un seul bloc (PC 466) ; elle explique le fait que, dans la théologie chrétienne, il ne faut pas seulement renoncer aux plaisirs dangereux, mais aussi se priver de quelques plaisirs licites (PC 790) ; l'investissement économique s'inscrit aussi dans cette perspective de fuite en avant (PC 139). Parfois cette tendance extrémiste s'explique par l'attitude irrationnelle devant le risque (PC 92, 139), mais plus souvent on a l'impression que, pour Veyne, elle constitue un fait universel et fondamental qu'il faut simplement constater sans essayer de l'expliquer. J'ai suggéré plus haut qu'on pourrait le considérer comme une expression du manque de tolérance à l'ambiguïté, lui-même effet de l'anticipation et de la minimisation du regret [47]. Au chapitre II, j'envisage une autre explication (qui d'ailleurs n'exclut pas celle que je viens de mentionner), faisant appel à une vision manichéenne qui, par exemple, confond l'athéisme et l'agnosticisme en une seule attitude. Enfin il pourrait y avoir une explication néo-freudienne : plus forte est la crainte de succomber aux tentations, plus obsessionnel est le besoin d'avoir partout des règles rigides qui ne tolèrent aucune exception [48].

---

45. Dans les divorces contemporains, les parents partagent souvent le *temps* à passer avec l'enfant. Mais c'est une solution moderne, impensable dans l'Ancien Testament.

46. On lui trouve, là aussi, un ancêtre tocquevillien : « Notre nature (...) est réduite à choisir entre deux excès » (DA I 38).

47. Voir notamment G. Loomes et R. Sugden, « Regret theory », *Economic Journal* 92 (1982).

48. Voir sur ce point les analyses brillantes de G. Ainslie, « A behavioral economic approach to the defense mechanisms : Freud's energy theory revisited », *Information sur les sciences sociales* 21 (1982), ainsi que son « Behavioral economics II : motivated involuntary behavior », *ibid.* 23 (1984). La question fondamentale qu'il soulève est la suivante : comment distinguer les violations des règles qui sont justifiées par la nature de la situation et qu'on aurait donc reconnues d'avance comme légitimes, des violations

Les trois idées qu'on vient d'évoquer vont toutes dans la même direction, qui est de brouiller le schéma trop facile des manuels d'économie : « C'est pourquoi le sociologue et l'historien sont à plaindre : quand ils ont à déchiffrer les motivations de nos actions, ils sont en présence d'un texte doublement brouillé : la solution que nous avons choisie ne coïncide jamais avec la rationalité qu'on pourrait lui supposer, et le poids de nos différentes motivations semble modifié par les contraintes de la solution » (PC 708). Je suis pleinement convaincu de la fécondité de cette observation, et de la nécessité pour les économistes d'élargir leur cadre conceptuel afin de lui faire place, ce qu'ils commencent seulement de faire. La bonne méthode me semble être celle qui est pratiquée par Veyne : comprendre l'économie par la psychologie sociale et la psychologie sociale par l'histoire.

Le paradigme de l'explication fonctionnaliste [49] semble exercer une attraction inexplicable jusque sur les esprits les plus clairvoyants ; Veyne n'y échappe pas tout à fait. Il est vrai qu'il consacre de nombreuses pages à réfuter certaines interprétations fonctionnalistes de l'évergétisme, qui n'est ni l'équivalent fonctionnel de l'impôt (PC 224), ni « une pièce de la machine politique » (PC 299), ni un élément dans la reproduction des rapports de production (PC 317). Pourtant on retrouve parfois chez lui cette invocation d'actions sans acteur et d'intentions sans sujet qui caractérise les explications fonctionnalistes.

Par explication fonctionnaliste, j'entends toute tentative d'expliquer une institution formelle ou un mode de comportement régulier par ses effets, ceux-ci étant 1) bénéfiques pour un certain groupe de personnes, qui ne sont pas forcément les mêmes que les acteurs de l'institution ; 2) non voulus par les acteurs ; et 3) non reconnus par les bénéficiaires. Ainsi, pour

---

qui ne sont que des rationalisations *ex post* et contre lesquelles les règles sont précisément supposées nous protéger ? Il nous faut des règles, puisque nous avons de bonnes raisons de nous méfier de nous-mêmes, mais il nous faut aussi le courage de les rompre quand c'est nécessaire.

49. Les meilleurs exposés et défenses du fonctionnalisme sont de R. Merton, *Social Theory and Social Structure* (Glencoe, Ill. : The Free Press 1958) ; A. Stinchcombe, *Constructing Social Theories* (New York : Harcourt, Brace and World 1968) ; G.A. Cohen, *Karl Marx's Theory of History* (Oxford University Press 1978), chap. IX-X. J'explique plus longuement mes objections au chapitre 3 de *Explaining Technical Change* (Cambridge University Press 1983).

Marx, la mobilité ascendante des travailleurs s'explique-t-elle par son effet favorable pour le capitalisme[50] ; pour Bourdieu et Passeron, la liberté que le système d'enseignement laisse aux enseignants s'explique par le fait qu'elle perpétue les rapports de classe[51] ; on pourrait multiplier à l'infini ces exemples. Ils ont en commun de reposer sur une extrapolation illégitime du « *Cui bono » ?* : illégitime dans la mesure où, en l'absence d'un sujet intentionnel — acteur ou sélectionneur[52] —, rien ne permet d'expliquer rétroactivement un comportement par ses effets[53].

---

50. « Les apologistes du capital s'émerveillent volontiers de ce qu'un homme sans fortune, mais énergique, sérieux, capable et ayant le sens des affaires, puisse de la sorte se muer en capitaliste ; c'est que, en régime capitaliste, la valeur commerciale de chaque individu est estimée avec plus ou moins d'exactitude. Bien que cette circonstance fasse sans cesse entrer en lice un nombre inquiétant de nouveaux chevaliers d'industrie face aux capitalistes déjà installés, elle renforce néanmoins la domination du capital, élargit sa base et lui permet de recruter des forces toujours nouvelles dans les couches inférieures de la société. C'est ainsi que l'Eglise catholique, en constituant au Moyen Age sa hiérarchie parmi les meilleures têtes du peuple, sans considération de rang, de naissance et de fortune, a employé le plus sûr moyen de consolider la domination des prêtres et de tenir les laïcs sous le joug » (Marx, *Capital III,* in M. Rubel (éd.), *Œuvres : Economie II,* Paris : Gallimard, Pléiade 1968, p. 1274-1275). Qui dit « moyen » dit aussi « fin », et qui dit « fin » dit aussi « sujet ayant cette finalité ». L'Eglise catholique fut bien un *acteur,* donc capable de poursuivre des fins, à la différence du « capital » qui n'a ni yeux pour voir ni mains pour agir.

51. Citons le passage entier, enfin qu'on puisse voir comment fonctionne cette machine trop bien huilée : « Ainsi la ruse de la raison universitaire par laquelle l'institution amène l'enseignant à servir l'institution en le disposant à se servir de l'institution sert en définitive une fonction de conservation sociale que la raison universitaire ne connaît pas et qu'en tout cas elle ne peut pas reconnaître : si la liberté que le système de l'enseignement laisse à l'enseignant est la meilleure manière d'obtenir de lui qu'il serve le système, la liberté qui est laissée au système d'enseignement est la meilleure manière d'obtenir de lui qu'il serve la perpétuation des rapports établis entre les classes, parce que la possibilité de ce détournement des fins est inscrite dans la logique même d'un système qui ne remplit jamais aussi bien sa fonction sociale que lorsqu'il semble poursuivre exclusivement ses propres fins » (*La reproduction,* Paris : Editions de Minuit 1970, p. 159). C'est une idée marxiste classique, transposée dans le domaine de l'éducation : l'Etat ne sert jamais l'intérêt de la classe capitaliste aussi bien que lorsque lui est accordée (par qui ?) une certaine autonomie d'action par rapport à cette classe. Voir mon *Karl Marx,* chap. 7.1, pour une analyse de cette logique de l'abdication et de ses défaillances.

52. Acteur intentionnel : c'est que l'effet est voulu ; sélectionneur intentionnel : c'est que l'effet est reconnu par son bénéficiaire, et que celui-ci possède le pouvoir de renforcer le comportement dont il profite.

53. Je reconnais toutefois qu'il existe de rares analogies sociales à la sélection naturelle où un effet peut expliquer sa cause par le fait que, sans l'effet, la cause disparaîtrait d'elle-même. Voir notamment A. Stinchcombe, « Merton's theory of social structure », in L. Coser (ed.), *The Idea of Social Structure : Papers in Honor of Robert Merton* (New York : Harcourt, Brace, Jovanovitch 1974), et M. Faia,

Je commence chez Veyne par l'exemple le plus net de cette extrapolation, son analyse – sans doute inspirée par Tocqueville[54] – des collèges romains (PC 292 sq.). Si je l'ai bien comprise, elle part des prémisses suivantes : 1) tout le monde a besoin de festins et 2) un festin perd son sens s'il rassemble tout le monde. Veyne en déduit l'émergence de « petits groupes dont la grandeur sera artificiellement limitée par un but officiel qui triera les adhérents » (PC 293), c'est-à-dire des collèges dont la fonction déclarée est seulement une coupure arbitraire « pour » permettre la fonction latente. Je veux bien que les collèges aient eu cette conséquence, non voulue, non reconnue et agréable, mais comment expliquerait-elle l'institution ? Le paradigme fonctionnaliste se trahit par l'usage révélateur d'un verbe dans sujet : « Comment lutter contre l'émiettement » (PC 293) qui menacerait un groupement trop grand ?

Plus important est l'exemple déjà évoqué : la fonction de l'évergétisme était d'ériger une barrière qui excluait de la politique les moins fortunés, tout comme les mandarins chinois ont maintenu le système d'examens « pour se perpétuer » (PC 400). Or, qui dit « pour » dit sujet intentionnel : de quel sujet s'agit-il ? Je me demande en quoi cette explication diffère des explications fonctionnalistes rejetées par Veyne et citées plus haut. Certes, l'évergétisme était un mur d'argent, mais ce n'en est pas le seul possible, et d'ailleurs tous les murs ne sont pas que d'argent, le cas chinois le prouve. A mon avis, l'explication de l'évergétisme par l'asymétrie de l'introduction et de l'abolition reste plus convaincante que l'appel aux fonctions latentes. Un autre passage hésite, de manière typique, entre l'invocation de l'inconscient collectif et celle des fonctions latentes : puisque le charisme par délégation « exalte un leader en tant que chef (...), ce chef, l'opinion l'adorera *pour* s'ôter à elle-même le droit de pouvoir révoquer ce mandataire qu'elle s'est donné »

Dynamic Functionalism (New York : Cambridge University Press 1986). On consultera aussi P. van Parijs, *Evolutionary Explanation in the Social Sciences* Totowa, N.J. : Rowman and Littlefield 1981).

54. Voir DA II 224, où Tocqueville remarque qu'en Amérique « il se crée une multitude de classifications artificielles et arbitraires à l'aide desquelles chacun cherche à se mettre à l'écart, de peur d'être entraîné malgré soi dans la foule ». On ne sait trop si Tocqueville commet ici l'« erreur des effets secondaires », qui consiste à trouver le but de l'action dans ce qui ne saurait en être qu'un effet indirect, ou l'erreur fonctionnaliste.

(PC 577-578) : à qui ce calcul est-il imputé[55] ? Les oligarques romains « font des cadeaux au peuple prétendument souverain *pour* marquer qu'ils ne lui doivent rien » (PC 489) ; ailleurs, ils ont « instauré le privilège de la prérogative *pour* qu'il fût l'équivalent d'un tirage au sort » (PC 422). (C'est moi qui souligne.) On pourrait citer d'autres exemples, qui ne sont pas toujours aussi nets ; l'effet final est de provoquer un trouble conceptuel chez le lecteur – en tout cas, chez un lecteur.

Dans l'analyse de l'*idéologie* se rencontrent plusieurs thèmes majeurs du livre : la multiplicité des croyances réunies en un seul homme, le besoin de justifier et de se justifier, l'expressivité qui n'est ni intentionnelle ni fonctionnelle. Déjà, dans son analyse des attitudes devant la mort, Veyne introduit le thème de la coexistence pacifique des croyances contradictoires :

> Un octogénaire peut à la fois planter un arbre pour ses petits neveux, croire en l'immortalité de l'âme, ne désirer le Paradis que le plus tard possible, mourir avec la résignation d'un pauvre homme, souhaiter vivre en la mémoire de la postérité, ordonner qu'un objet qui lui est cher l'accompagne dans sa dernière demeure, régler l'apparat de ses funérailles avec le faste qui convient à son rang, manifester par ses legs une absence d'égoïsme qu'on lui avait moins connue quand lui-même jouissait de ses biens, ne parler des trépassés qu'en multipliant les litotes, mais entretenir son entourage de ses dernières dispositions et du faste de sa tombe, sans aucune gêne et sans gêner, enfin avoir ou ne pas avoir peur de la mort (il peut ou ne peut pas passer la nuit qui suit la mort d'un parent sans avoir une lampe allumée dans sa chambre) selon qu'il est ou n'est pas profondément pénétré du sentiment que la mort est passage en un état meilleur (PC 248).

Le thème des croyances contradictoires se divise en trois parties, insuffisamment bien distinguées, me semble-t-il, par Veyne. Il y a d'abord les croyances contradictoires qui ne font pas problème parce qu'elles appartiennent à des domaines

55. Je suis entièrement d'accord avec Veyne lorsqu'il constate que « l'inconscient ne peut contenir de règles, à moins d'être conscient, car les règles sont des représentations (...) et une représentation ne saurait être inconsciente » (PC 140). Mais il s'ensuit aussi que l'inconscient ne saurait jamais calculer, au moins dans le sens fort qui exige la capacité de reculer pour mieux sauter, car, pour choisir en fonction d'effets futurs, il faut que ceux-ci soient représentés au moment du choix.

différents qui ne se rencontrent jamais : si par hasard elles entrent en contact, l'une d'elles disparaît pour ne jamais revenir. Ainsi je me rappelle qu'enfant (et même plus tard) je me formais deux idées contradictoires sur la manière dont, à la maison, on recevait de l'eau chaude : il existait une croyance pratique qui savait fort bien qu'il y avait dans la cave un réservoir d'eau chaude dont les quantités n'étaient pas illimitées, et puis un savoir plus livresque qui s'imaginait, cheminant sous les chaussées, deux réseaux parallèles de tuyaux, un réseau pour l'eau froide et un autre pour l'eau chaude. Un jour, l'absurdité de cette dernière idée m'a frappé ; elle ne s'en est pas remise.

Ensuite, il y a les croyances contradictoires qui coexistent non parce que leurs domaines sont trop éloignés mais parce que leurs modalités sont différentes : même enfant, on ne croit pas au Père Noël comme on croit que les cadeaux viennent des parents (PC 669). Ainsi, dans une analyse frappante, Veyne explique que le culte de l'empereur ne fut pas vraiment une religion, car pour les affaires sérieuses on s'adressait à de tout autres dieux que lui (PC 561) : la conception de la divinité des croyants était une religion sans croyants, et n'existait pour ainsi dire que dans l'esprit de ses incroyants : les chrétiens (PC 589)[56]. Je reparlerai de ce phénomène au chapitre suivant.

Enfin, il peut se faire qu'il y ait contradiction non pas entre les idées, mais à l'intérieur d'une seule et même idée ; ainsi, l'individu « ne peut penser jusqu'au bout son propre anéantissement, que lui démontre pourtant l'expérience qu'il a des cadavres : il continue de même à penser qu'il souffrira après sa mort d'être mort et d'être oublié, bien que sa raison lui dise que cette pensée est contradictoire » (PC 249). Dans cette pensée, l'individu s'imagine simultanément en-soi et pour-soi, chose et conscience ; on pourrait dire en effet que pour le premier Sartre

---

56. On lira avec profit P.W. Pruyser, *Between Belief and Unbelief* (New York : Harper and Row 1974), dans la tradition de William James, très proche de Veyne, qui pourtant semble l'ignorer. Sur ce point encore Veyne a pu s'inspirer de Tocqueville : « Les religions fausses et détestables de l'Antiquité n'avaient eu elles-mêmes d'adversaires nombreux et passionnés que quand le christianisme s'était présenté pour les supplanter ; jusque-là elles s'éteignaient doucement et sans bruit dans le doute et l'indifférence » (ARR 203).

l'homme se définit par le projet contradictoire d'entendre sa propre oraison funèbre, tels Tom Sawyer et Huck Finn[57].

L'idéologie, selon Veyne, s'explique par la contradiction deuxième manière : les sujets croient en la divinité du souverain et ils n'y croient pas ; ils y croient suffisamment pour que cela leur donne un peu de paix dans l'âme en tant que sujets, mais pas assez pour qu'ils y pensent lors d'un épisode important de leur vie. En même temps, cette idéologie correspond aux besoins du prince de s'exprimer, de se justifier et de se faire aimer : la divinisation de l'empereur est le lieu de rencontre de deux besoins plutôt que la manipulation de l'un par l'autre. Réfléchissant sur ce phénomène, Veyne nous offre une série de propositions qui dépassent en clarté et en vigueur tout ce qu'on a pu lire récemment dans ce domaine notoirement obscur, même si parfois sa pensée éblouit plus qu'elle n'éclaire.

Première proposition : une idéologie n'est pas un système d'idées, mais l'usage justificatif qu'on peut faire de certaines idées. On « peut faire un usage édifiant et intéressé de la vérité » (PC 671) et, de manière plus générale, « une société n'a pas une idéologie comme elle a une morale » (PC 670). Cela me paraît exact en de nombreux cas, mais pas toujours. Dans les sociétés pluralistes, telles la Grèce ou Rome, il y a en effet beaucoup d'idées qui flottent dans l'air, servant de réservoirs aux fins justificatrices des divers groupements sociaux. Par contre, dans les sociétés plus monolithiques, il y a non seulement choix de certaines idées par certains groupes, mais aussi suppression d'idées rivales, de sorte que la société finit par « avoir une idéologie », au moins dans ce sens que chacun est supposé s'y conformer dans son comportement public, ce qui assure souvent qu'on y croit aussi un peu dans son for intérieur, quitte à ressentir une dissonance pénible.

Autre objection à cette première proposition : définir l'idéologie par la notion de justification me semble donner une notion trop étroite, car alors on oublie les « extrapolations tendancieu-

57. J'ai expliqué au chapitre 4 de *Logic and Society* comment l'idée d'une pensée contradictoire se laisse cerner de plusieurs points de vue, que ce soit celui de la *Phénoménologie de l'esprit* ou celui de la logique modale. Voir aussi plus loin, chapitre II.

ses » (PC 663), qui ne naissent d'aucun besoin de justifier mais seulement d'une vision déformée de la réalité qui relève d'un *Standort* particulier. Si Veyne insiste sur cette notion pragmatique et étroite de l'idéologie, c'est qu'il veut éviter la notion trop large qui appelle « idéologie non plus l'emploi justificateur qu'on peut faire des faits de la mentalité collective, mais ces faits eux-mêmes, lorsqu'ils sont faux, incohérents et arbitraires » (PC 672). Or il existe une notion intermédiaire, qui appelle idéologie non pas toute pensée fausse sur la vie sociale, mais toute pensée partielle — pas forcément partiale — qui a pour objet la structure sociale tout en ayant sa source dans une certaine position de cette même structure. La position définit non seulement les intérêts mais aussi l'angle de vision, d'où la possibilité d'un infléchissement de la pensée qui relèverait plus de l'illusion optique que du besoin de justifier et de se justifier. Ainsi comprise, l'idéologie serait le tout compris selon la logique d'une partie, définition qui inclut à la fois les aspects justificatifs dont parle Veyne et les aspects cognitifs [58].

Deuxième proposition : une idéologie inconsciente rate souvent son effet, une idéologie consciente le rate toujours. J'ai déjà suffisamment parlé de la première proposition. La seconde, non moins fondamentale, s'exprime dans les termes suivants :

> Notre vision de la société est une construction beaucoup plus ambitieuse qu'un constat du réel et elle ne reflète pas nos seuls intérêts (il est fréquent qu'une société ou une classe soit dans ses intérêts victime de sa propre idéologie). Bref, avant d'être des « couvertures », les idéologies sont des préjugés ; la logique passionnelle des intérêts contribue à leur fausseté, mais elle les abusent en retour. Car les intérêts n'ont pas de sixième sens qui leur permettrait de percer l'obscure confusion du réel pour localiser immédiatement leur objectif (PC 667).

---

58. Voir sur ce point le chapitre 8.2 de mon *Karl Marx.* Les illusions microéconomiques et micro-politiques, citées plus haut, offrent les exemples d'une pensée qui est partielle sans être forcément partiale. Parfois, l'acceptation de l'illusion est facilitée par l'intérêt qu'elle se trouve servir. Ainsi, l'illusion micro-politique trouve son terrain tout préparé par le besoin de mettre ses désirs en consonance avec le possible : il est d'autant plus facile de croire que la domination est inévitable qu'on peut aussi se persuader que, sans protecteur, on serait exposé aux dangers de l'anarchie sociale, en dépit du fait que ces dangers proviennent précisément de ce que les protecteurs sont aussi des prédateurs. Or je dis plus loin que tel n'est pas toujours le cas : les hommes pensent parfois selon leur position et contre leur intérêt.

On peut lire ce texte à la lumière de la phrase célèbre de Hume : « La raison n'est et ne devrait être que l'esclave des passions »[59]. En affirmant ainsi la priorité des passions, Hume ne voulait certainement pas dire que la raison doit obéir au moindre caprice des passions, car, pour être utile, un esclave doit jouir d'une certaine autonomie d'action et de pensée. De manière plus précise, et c'est l'idée maîtresse de Veyne, la formation des croyances ne doit pas se faire sous l'empire des émotions : les idées nées de la passion la servent mal. Pour atteindre leurs fins, les passions doivent disposer de faits vrais et de notions correctes du rapport entre moyens et fins : elles doivent se contenter de fixer l'objectif et s'abstenir de toute interférence dans les processus cognitifs[60]. L'ambiguïté des idéologies justificatrices découle précisément du fait que, tout en ayant leur source dans les intérêts, elles nous empêchent souvent de les poursuivre. A plus forte raison cela vaut-il pour les idéologies d'origine cognitive ; qu'on se rappelle, par exemple, les illusions mercantilistes qui ont ruiné tant de nations en leur faisant croire qu'elles ne sauraient jamais perdre une guerre tant que l'argent restait dans le pays[61].

Troisième proposition : « C'est faire le monde plus fin qu'il n'est que de s'imaginer que l'idéologie est une conduite rationnelle et de prendre en considération les motivations du mystificateur et jamais celle des justifiés ; l'idéologie répond, chez les uns, au besoin incoercible de justifier et, chez l'autre, à celui de

---

59. D. Hume, *A Treatise of Human Nature,* éd. Selby-Bigge, Oxford University Press 1960, p. 415.

60. Tel est du moins l'idéal. Reste à savoir s'il est réalisable. Car, s'il est vrai que les passions, en nous faisant prendre nos désirs pour la réalité, tendent à nous détourner de la voie la plus efficace dans la poursuite de nos fins, il est vrai également que, sans elles, nous n'aurions aucunes fins à poursuivre. Il est rare qu'on puisse posséder la force motivante des passions sans leur force déformante. La psychologie sociale suggère en effet que les seuls individus capables de formuler des jugements à peu près corrects sur leurs capacités ainsi que sur les perceptions qu'ont d'eux les autres sont dans un état clinique de dépression ; voir notamment L. Alloy et L. Abrahamson, « Judgment of contingency in depressed and non-depressed students : sadder but wiser ? », *Journal of Experimental Psychology : General* 108 (1979), ainsi que P. Lewinsohn, W. Mischel, W. Chaplin, W. and R. Barton, « Social competence and depression : the role of illusory self-perception », *Journal of Abnormal Psychology* 89 (1980). Voir aussi mon « Sadder but wiser ? Rationality and the emotions », *Information sur les sciences sociales* 24 (1985).

61. E. Heckscher, *Mercantilism* Londres : Allen and Unwin 1955), t. 2, p. 202 ; voir aussi mon *Karl Marx,* p. 655-656.

se justifier » (PC 662). On a dit des persécutions et des génocides : « Blâmons les victimes », notion cruelle que reprend ici Veyne dans un contexte où elle est plus à propos[62]. La manipulation est inefficace et, en plus, inutile, car les sujets inventent leur propre mystification ; le souverain n'a qu'à vivre en souverain comme le lion vit en lion, et l'expression narcissique de sa majesté impressionne plus que toute tentative de faire impression. Selon Tocqueville, « l'honneur n'est pas puissant parce qu'il est bizarre ; mais il est bizarre et puissant par la même cause »[63] ; Veyne ajouterait sans doute qu'il est légitime – et donc plus puissant – parce qu'il est bizarre. C'est probablement par son absence de majesté en ce sens que le régime soviétique manque de légitimité ; l'irrationnel du régime l'affaiblit parce qu'il est une rationalité manquée. En revanche, l'irrationalité de la colonne Trajane renforce le culte de l'empereur : « Le galimatias a toujours été le privilège et le signe des dieux, des oracles et des "patrons" » (PC 676). Le réalisme de Veyne déconcerte, provoque, commande l'attention et souvent l'assentiment ; en voilà un échantillon :

> Une cause efficiente, bourgeoisie ou meneurs, ne peut mettre une forme dans la matière ; elle en tire une forme qui s'y trouvait déjà en puissance. Aussi les sociétés sont-elles à la fois injustes et relativement stables : les défavorisés y mettent du leur, ne serait-ce que pour échapper à l'angoisse de n'être soumis à aucune autorité. L'idée de dépolitisation va de contradiction en contradiction : elle commence par idéaliser les gens : l'autonomie politique serait inscrite dans leur essence ; puis elle les met plus bas que terre : il leur suffit de proposer le Cirque pour les dénaturer ; elle les relève en imputant leur aliénation à la baguette magique du tyran (PC 89).

Il ne s'agit ni de l'hégémonie gramscienne d'une classe sur l'autre, ni de la complicité trouble entre le maître et l'esclave.

---

62. Les travaux de M. Lerner sur « le monde juste » (voir par exemple M.J. Lerner et D.T. Miller « Just world research and the attribution process », *Psychological Bulletin* 85, 1978) suggèrent, à la suite de Festinger, que les hommes ont un besoin de voir le monde comme étant fondamentalement juste. Ainsi bourreaux, spectateurs et victimes tomberaient facilement d'accord pour blâmer ces dernières de leur sort. Sans doute un tel mécanisme est-il parfois à l'œuvre, mais il semble clair qu'il ne sert pas très efficacement son objectif, qui est de réduire la dissonance des victimes ; les analyses de Veyne sont nettement plus convaincantes.

63. DA II 248.

D'une part, la soumission non contestée s'explique par l'illusion micro-politique : dans une société où tout le monde a un patron, le pire sort est de ne pas avoir un. Ainsi Tacite « méprise la plèbe sordide parce que, n'étant à personne, elle n'est rien » (PC 696). D'autre part, elle s'explique par le stoïcisme involontaire : ils sont trop verts. Que ferais-je sans mon patron ? Et d'ailleurs ses plaisirs ne sont pas les miens. Ainsi, d'une part l'incapacité de concevoir les alternatives autre que locales réduit l'espace des possibles, d'autre part, la poursuite de la consonance rétrécit l'espace des désirables. Je ne saurais affirmer que cette analyse de la soumission acceptée s'avérera être la bonne, mais je n'en connais pas d'autre qui soit mieux fondée.

J'en arrive à la phrase clé : « Autrui n'est pas un *aliud,* une chose, c'est un *alter ego* » (PC 406). Cela va de haut en bas (PC 488) ainsi que de bas en haut (PC 730) : l'oligarque ou l'empereur éprouve « le désir de régner aussi dans les consciences » (PC 488) ou « le désir du désir de l'autre » (PC 701), tandis que les sujets demandent le geste symbolique qui adoucit les relations sans les modifier (PC 407). Cette phrase, qui revient à trois reprises, rappelle Sartre et Hegel, rarement cités bien que constamment présents. On a évoqué plus haut les croyances contradictoires qui découlent de ce que l'homme se voit simultanément comme chose et comme conscience ; lorsque, par exemple, il forme le projet de survivre comme pour-soi à sa transformation en en-soi. On va voir que le paradoxe n'est pas moins aigu lorsqu'on traite autrui de cette double manière : lorsqu'on veut à la fois régner sur autrui-chose et tirer plaisir d'être reconnu par autrui-conscience[64].

L'empereur commande ; il veut qu'on l'aime ; or il ne saurait commander qu'on l'aime. Tel est le paradoxe fondamental de la dialectique hégélienne du maître et de l'esclave. Le maître ne peut à la fois savourer son pouvoir absolu, qui n'existe que dans l'abus (PC 569), et tirer satisfaction de la reconnaissance que lui offre l'esclave ; ce serait comme une nation qui chercherait la reconnaissance diplomatique auprès de l'une de ses propres

64. Ce sont là deux types de *contradictions psychologiques,* à distinguer des *contradictions sociales* qui naissent de ce que chacun tend à se considérer soi-même comme une conscience tout en ne voyant en autrui qu'une chose. Pour ces dernières, voir le chapitre 5 de *Logic and Society.*

colonies[65], comme le bonhomme qui vérifierait les nouvelles du journal en en achetant un second exemplaire[66], ou le consommateur qui se sentirait conforté dans son choix en lisant les publicités pour un produit qu'il aurait déjà acheté[67]. Seul l'amour librement donné et l'information indépendante laissent une satisfaction durable, alors que les cadeaux qu'offre la main droite à la main gauche creusent les besoins qu'ils sont censés remplir. Posséder une liberté[68] ou éviter l'information négative[69] sont deux intentions impossibles à réaliser, ce qui n'exclut pas qu'on puisse bâtir une vie là-dessus[70].

Les travaux d'Eugene Genovese avaient déjà éclairé par cette dialectique l'esclavagisme américain, et le portrait que trace Veyne des mauvais empereurs — ceux qui veulent être aimés sur commande — y fait penser. Quand Veyne évoque les « étranges figures que ces princes du Haut-Empire, torturés par leurs contradictions en deçà ou au-delà du seuil de la folie, enclins au délire de la persécution, versatiles, exhibitionnistes, cultivés, passant d'une humanité simple à l'esthétisme ou à une brutalité qui était à vrai dire traditionnelle dans la caste dirigeante » (PC 721), on croirait lire Genovese, dont les esclavagistes « furent durs, orgueilleux et arrogants ; d'un esprit libéral en tout ce qui ne touchait pas leur honneur ; gracieux et

65. Ainsi, pour Veyne, non seulement la politique intérieure, mais aussi la politique étrangère relève-t-elle de la lutte des consciences : « Aussi les Achaïens ne voulaient-ils pas accepter les dons de certains rois : ou bien nous sacrifierons nos intérêts à ceux de ces rois, disaient-ils, ou bien nous passerons pour des ingrats si nous nous opposons aux désirs de ceux qui nous paient. Refuser un don, c'est refuser une amitié qui peut être envahissante ; Phocion refusa les cadeaux d'Alexandre qui lui fit dire, furieux, qu'il ne regardait pas comme de véritables "amis" ceux qui ne voulaient rien recevoir de lui ; Phocion, en effet, ne se voulait pas ami inconditionnel : accepter un cadeau et ne pas obéir en tout équivalait à ne pas tenir sa parole » (p. 229). Voir le chapitre II ci-dessous pour une observation identique chez Zinoviev.

66. Wittgenstein, *Philosophische Untersuchungen* (Oxford : Blackwell 1953), § 265.

67. Festinger, *A Theory of Cognitive Dissonance,* p. 49.

68. Sartre, *L'être et le néant* (Paris : Gallimard 1943), p. 434 ; on lira aussi, de Proust, *La prisonnière* et, de J. Fowles, *The Collector*.

69. Festinger, *Conflict, Decision and Dissonance,* p. 82. Festinger reconnaît ici une difficulté qui, dans son premier livre (voir note 38), l'avait conduit à confondre la réduction de dissonance et la mauvaise foi : toute information concernant l'existence d'information négative (et donc à éviter) concernant X est déjà une information négative (et donc en un sens inévitable) concernant X. Pour ces paradoxes de l'information, voir K. Arrow, *Essays in Theory of Risk-Taking* (Amsterdam : North-Holland 1971), chap. 6-7.

70. Sartre, *L'être et le néant, passim.*

courtois ; généreux et bons ; coléreux et d'une brutalité extraordinaire ; attentifs à leur devoir et peu soucieux de tout effort ou temps qui ne touchait pas leur intérêt immédiat »[71].

Mais il y a plus. Dans son rapport au peuple, l'empereur se trouve prisonnier de la dialectique du maître et de l'esclave : quelle valeur peut-on attacher à la reconnaissance (*Anerkennung*) de la part de quelqu'un qu'on ne reconnaît pas soi-même ? En ne reconnaissant pas l'autre, on ne dévalue pas seulement sa personne, mais aussi la reconnaissance qu'il peut offrir et, finalement, l'objet de cette reconnaissance, par ce qu'on pourrait appeler un effet de contamination. Le rapport de l'empereur au Sénat est également, quoique différemment, paradoxal. La source du paradoxe est bien exprimée par Tocqueville : « Vouloir tout à la fois que le représentant de l'Etat reste armé d'une vaste puissance et soit élu, c'est exprimer selon moi deux volontés contradictoires »[72]. Veyne reprend l'idée dans les termes suivants : « Le césarisme reposait sur une absurdité : l'empereur, quoique souverain par droit subjectif, était créé par ses sujets ; ceux-ci pouvaient-ils respecter inconditionnellement leur créature ? » (PC 718).

Le Sénat, pour sa part, fut réduit à la passivité — « faire de la grande politique lui demeurait impossible, en faire de la petite aurait été aussi dangereux et plus humiliant » (PC 720) — et, pis encore, à l'humiliation : le tyran « exigera des grands une flatterie mensongère qui exclut la dignité des caractères » (PC 714). On trouve chez Veyne une phrase de Tacite qui laisse rêveur, à propos de Tibère qui « détestait la flatterie, mais craignait tout autant le franc-parler » (PC 720). Sous la plume d'un auteur de romans policiers, je lis une phrase identique : « Je suis dégoûté par les critiques qui suggèrent que je n'ai pas écrit un chef-d'œuvre — et je trouve d'une idiotie totale ceux qui impliquent que j'en ai fait un »[73]. Ces phrases rappellent l'observation inoubliable de Groucho Marx : Jamais je n'accepterais d'appartenir à un club capable de m'accepter comme membre. Or cette attitude n'exclut pas, on vient de le voir,

71. E. Genovese, *Roll, Jordan, Roll* (New York : Pantheon 1974), p. 96.

72. DA I 130 ; voir aussi, dans les *Souvenirs* (S 186), l'analyse des travaux de la commission de Constitution de 1848.

73. J. Porter, « The solitary life of the writer », in D. Winn (ed.), *Murder Ink : The Mystery Reader's Companion* (Newton Abbot : Westbridge Books 1978), p. 82.

qu'on puisse être également dégoûté par le rejet. On cherche l'acceptation, mais le fait d'être accepté lui ôte sa valeur. C'est qu'il y a un effet de contamination dans le sens inverse : le sujet contamine la personne prête à le reconnaître, et donc cette reconnaissance elle-même. Tibère a demandé l'avis du Sénat, qui, fort sagement, le lui a refusé : l'accord et le désaccord auraient été également désastreux. La seule barrière à la tyrannie est la tyrannie elle-même ; le tyran rencontre à chaque détour les limites qu'il a lui-même imposées, demandant l'amour spontané du peuple quand il ne le réprime pas, humiliant ceux dont la flatterie finit par lasser tout en punissant ceux qui s'y soustraient. Contaminé et contaminant, le tyran perd toute substance et tout caractère.

Arrivé au terme de cette lecture, saluons enfin le tempérament d'écrivain qui fait du livre un plaisir ininterrompu, un festin de l'esprit. C'est un Provençal qui parle ; c'est aussi un stendhalien dont le style dépouillé et vigoureux lui permet de dire en huit cents pages ce qui chez tout autre en aurait demandé deux mille. Je m'imagine ce livre comme le fruit de vingt ans de réflexion, chaque année ayant permis à la fois d'approfondir la pensée et d'en simplifier l'expression, jusqu'à ce qu'elle soit arrivée à ce naturel suprême qui se situe au-delà de la complexité ; heureux qui comme Ulysse a fait ce long voyage.

CHAPITRE II

NEGATION INTERNE ET NEGATION EXTERNE

ESSAI DE SOCIOLOGIE IVANIENNE [1]

Logicien de profession, romancier et sociologue de vocation, Alexandre Zinoviev a créé un genre littéraire dont il est aussi le seul exemple. Pour avoir une idée de la spécificité de son approche, il faut assembler la férocité de Swift, le burlesque de Rabelais, les paradoxes de Lewis Carroll, logicien comme lui, et l'intuition sociologique de Simmel. Mais une description par juxtaposition est forcément inadéquate. Pour résumer les travaux de Zinoviev, je me servirai plutôt d'une description qui ne sera peut-être pas du goût de l'auteur (mais qui sait ?) : il fait pour le communisme contemporain ce que fit Marx pour le capitalisme de son temps. De même que Marx s'efforçait de démonter les rouages de l'irrationnel capitaliste, Zinoviev nous fait entrer dans un univers hallucinatoire où même les dents artificielles se gâtent (HB 595) et se fanent les fleurs artificielles (HB 603), un univers qui n'est pourtant pas un chaos, puisqu'il est régi par des principes aussi irrationnels qu'intelligibles. *Comprendre l'irrationnel,* telle est la tâche que s'est donnée Zinoviev. L'objet irrationnel, c'est la société soviétique ; la méthode suivie pour la comprendre dérive en grande partie de la logique formelle. On verra que Zinoviev s'inscrit non seulement dans la tradition de la logique formelle, mais aussi, peut-être, à son insu, dans la lignée dialectique illustrée par

1. Une première version de ce texte a été présentée au XIe congrès mondial de l'Association internationale de science politique, à Moscou, les 12-18 août 1979. Les délégués soviétiques l'ont reçu d'une manière qui confirme pleinement l'analyse de Zinoviev, en affirmant notamment qu'en tant qu'hôte de leur pays je n'aurais pas dû le critiquer. Qu'on lise en particulier le passage sur les rapports entre l'Ivanien et les étrangers cité plus loin.

Hegel et Sartre[2]. Dans son analyse, l'irrationnel social n'est pas, comme sous le capitalisme, le produit d'un choc d'intentions non coordonnées et incompatibles, évoquons plutôt le serpent qui se mord la queue, la main droite qui vole la main gauche ou le chien qui court après son ombre.

L'analyse des travaux de Zinoviev est une tâche délicate, on va s'en apercevoir, car on ne peut pas vraiment les lire dans l'esprit des sciences sociales, sauf peut-être dans le sens assez modeste proposé dans mon Introduction. Une société capable de mettre un homme sur la lune ne saurait être aussi totalement dépourvue de rationalité instrumentale. La société soviétique que dépeint Zinoviev est à la société soviétique[3] réelle ce qu'est une pièce de caoutchouc qu'on a tordue sans la déchirer à cette même pièce sous sa forme normale. Toutes les propriétés qualitatives et topologiques du réel s'y retrouvent, même si les proportions peuvent être caricaturalement faussées, ce qui n'est pourtant pas facile à constater pour quelqu'un qui ne connaît pas de première main cette société.

Dès la première page des *Hauteurs béantes,* le lecteur comprend à qui il a affaire : « Le but de la mesure était de découvrir les éléments qui désapprouvaient sa mise à exécution » (HB 9). D'une part, cette idée suggère un système politique dénué de contenu, ou dont le contenu serait la forme elle-même ; d'autre part, elle relève évidemment des paradoxes qui, dans notre siècle, ont bouleversé la logique formelle et dont le paradigme

2. La dialectique, bien entendu, fait partie intégrante du système soviétique ; aussi est-elle tournée en dérision à plusieurs reprises (HB 161-162, 166-168, 185-186, 207-208 ; AR 81-84). Mais Zinoviev semble aussi reconnaître une dialectique moins sclérosée que celle de la *diamat* : « C'est ainsi que je ne peux me débarrasser d'Anton. Je suis invinciblement attiré par lui. Je ne peux passer une seule journée sans penser à lui. Et en même temps je n'éprouve pas de désir plus pressant que celui de le quitter. On dit du mal de la dialectique, mais on ne peut faire un pas sans faire appel à elle » (AR 124). Cette réflexion est celle du protagoniste très ambigu du livre, et rien ne permet de l'attribuer à Zinoviev. On verra pourtant que c'est bien sa propre méthode que décrit ici Zinoviev sous le terme « dialectique ».

3. Zinoviev, bien entendu, avait dans l'esprit la période antérieure à la glasnost et à la perestroïka. Je ne serais pas surpris s'il disait aujourd'hui que rien d'essentiel n'a changé ; et je ne suis pas sûr qu'en disant cela il aurait tort. Zinoviev a voulu décrire un état d'équilibre. Personne à mon avis n'a la moindre idée (justifiée) de ce que sera l'issue de la présente période de transition — la création d'un nouvel équilibre ou la restauration d'un état qui ressemblerait plutôt à l'ancien. Comme l'a dit, en un non-sens merveilleux, le vice-président américain Quayle en mai 1989 : « L'évolution vers la démocratie en Chine est irréversible — mais cela pourrait changer. »

est la proposition : « Cette proposition est fausse »[4]. Zinoviev en suggère une version pratique : « Il faut obéir à cet ordre, sous peine de mort. » A quel ordre ? L'auto-référence et la régression à l'infini engendrent un vertige sans doute analogue aux vagues sentiments de culpabilité et de complicité qui planent en permanence sur les citoyens d'Ivanbourg, arène mythique des *Hauteurs béantes*.

On peut citer d'autres exemples du même type. Ainsi HB 64, où il est question d'une délégation ivanienne qui rentre à Ivanbourg en emportant des « pantalons moulant portant des pièces de cuir et le label bizarre "made à l'étranger" » ; ou encore le slogan de la démocratie ivanienne : « Il faut tuer dans l'œuf tout ce qui est vieilli et dépassé » (HB 125) ; ou encore HB 633, qui réfère drôlement au Collaborateur qu'on « pouvait apercevoir (...) dans la queue la plus courte, celle où les gens avaient le droit de toucher leur paie sans faire la queue »[5] ; ou enfin AR 232 :

> Bref, de quel côté que l'on prenne notre existence, partout nous voyons que certaines couches sociales s'efforcent de se garantir la possibilité même partielle d'échapper aux lois de la vie communiste, de bénéficier de plus de bien-être, de liberté, de joie et de plaisirs. Et la société est le théâtre d'une lutte acharnée pour l'accès à ces couches. Voilà encore un paradoxe de notre existence : une des tendances fondamentales du mode de vie communiste, c'est la conquête d'une position plus ou moins libre, par rapport aux lois même de ce mode de vie.

Mais l'essentiel n'est pas là. Au centre des analyses de Zinoviev il y a une distinction logique entre ce que j'appellerai la *négation interne* et la *négation externe,* distinction qui remonte à Kant et qui a assumé plus tard une importance cruciale dans la philosophie et la psychologie modernes. Zinoviev voit dans la confusion des deux formes de négation un aspect central de l'irrationalité du régime, confusion dont on va voir qu'elle ressemble fort à la tendance à aller aux extrêmes analysée au chapitre précédent. On pourrait dire, peut-être, que c'est une

---

4. Pour des exposés amusants et instructifs, voir R. Smullyan, *What Is the Name of this Book* (Englewood Cliffs, N.J. : Prentice Hall 1978) et *This Book Needs no Title* (Englewood Cliffs, N.J. : Prentice Hall 1980).

5. Pour une étude sociologique de ce phénomène, voir Z. Cwartosz, « On queuing », *Archives européennes de sociologie* 29 (1988).

confusion qui caractérise la *mentalité primitive,* en faisant résolument abstraction de toutes les autres connotations qu'a eues dans le passé ce terme tombé en discrédit[6].

Commençons par l'analyse logique, pour suivre ensuite l'histoire de la pensée et arriver enfin à Zinoviev. On peut considérer les propositions suivantes :

I. La personne A croit à la vérité de la proposition **p** (A croit **p,** pour abréger)
II. Non (A croit **p**).
III. A croit non-**p**

Je dirai que la proposition II est la négation externe de I, tandis que III en est la négation interne. La négation de la logique formelle est en général la négation externe. Ainsi, le principe de contradiction « Non (I et non-I) » est à comprendre comme « Non (I et II) »; le principe du tiers exclu « I ou non-I », comme « I ou II ». Une première expression de la mentalité primitive serait donc d'accepter ces deux principes pour la négation interne aussi bien que pour la négation externe. On conclurait à l'impossibilité d'avoir simultanément deux opinions contradictoires ou, de manière plus générale, un ensemble d'opinions d'où l'on peut déduire une contradiction. Ainsi A. MacIntyre, dans une analyse de la thèse wébérienne de l'éthique protestante :

> Calvin croyait fermement dans les propositions suivantes. 1. Dieu commande les bonnes œuvres; 2. Faire ce que nous commande Dieu est d'une importance suprême; 3. Les bonnes œuvres n'ont rien à voir avec la question qui est pour nous la plus importante : le salut ou la damnation. C'est une demande de la logique plutôt que de la psychologie que l'une de ces propositions soit modifiée, puisque autrement on tombe dans la contradiction[7].

Acceptons, pour faire avancer le raisonnement, que ces trois propositions constituent effectivement une contradiction : mais

6. Avec l'œuvre de Zinoviev on consultera, pour cette mentalité, le livre magistral de K. Thomas, *Religion and the Decline of Magic* (Harmondsworth : Penguin Books 1973). Les multiples pratiques répertoriées par Thomas — astrologie, sorcellerie, augures — s'expliquent toutes par l'absence de cette « capacité de tolérer l'ignorance dans laquelle on a vue une caractéristique essentielle de l'esprit scientifique » (p. 790).

7. « A mistake about causality in the social sciences », en P. Laslett et W. Runciman (eds.), *Philosophy, Politics and Society,* 2nd Series (Oxford : Blackwell 1962).

pourquoi ne saurait-on entretenir des croyances contradictoires ? Pendant des siècles il y a eu des gens qui croyaient fermement dans la possibilité de diviser un angle en trois en n'utilisant que la règle et le compas : nous savons maintenant que cette croyance était contradictoire. Le lecteur aura vu d'autres exemples de croyances contradictoires au chapitre précédent [8].

De manière analogue, la mentalité primitive appliquerait le principe du tiers exclu à la négation interne, ce qui l'amènerait à nier, par exemple, la distinction entre l'athéisme, négation interne de Dieu, et l'agnosticisme, négation externe. Dans certaines religions, les apostats et les hérétiques se confondent ; c'est un des aspects de l'affaire Rushdie [9]. La mentalité primitive abhorre l'indifférence, l'ignorance, la suspension de jugement. Elle impose une transitivité terrible dans les relations personnelles, comme dans le manichéisme de tous les jours : « Celui qui n'est pas pour moi en tout est contre moi en tout » [10] ; « L'ennemi de mon ennemi est mon ami » ou « L'ami de mon ennemi est mon ennemi ».

Les exemples que je viens de donner relèvent d'un domaine particulier à l'intérieur de l'ensemble de problèmes qu'étudie la logique modale [11]. Dans *la logique aléthique,* paradigme classi-

8. La confusion dont il est question peut aussi assumer une forme différente : au lieu d'affirmer le principe de contradiction pour la négation interne, on l'accepte pour la négation externe. On constate qu'un individu semble entretenir des croyances contradictoires, pour ensuite les justifier par le fait que la réalité qui est l'objet de ces croyances est elle-même contradictoire. Comment une réalité incohérente pourrait-elle être comprise, sinon par des analyses elles-mêmes contradictoires ? Comment Freud, par exemple, pourrait-il ne pas se contredire, étant donné qu'il s'occupait de ce phénomène contradictoire entre tous qu'est l'esprit humain ? (Ainsi J. Laplanche, *Vie et mort en psychanalyse,* Paris : Flammarion 1970, p. 6.) On lira dans le chapitre suivant comment ce problème se pose dans la lecture de Tocqueville.

9. Notons pourtant que, dans ce cas, ce n'est pas la simple non-croyance qui est confondue avec une croyance hétérodoxe, mais le fait d'avoir eu la foi et de ne plus l'avoir. Cela explique que la confusion est ici un peu moins confuse, puisque les gens qui quittent une religion tendent à tomber soit dans une autre, soit dans un athéisme militant.

10. Ou bien : « Celui qui n'est pas contre moi est pour », comme est supposé l'avoir dit Janos Kadar pour justifier le régime qu'il a installé en Hongrie après 1956. La même idée se trouve quand chaque parti politique revendique à son profit l'adhésion de ceux qui n'ont pas voté.

11. Une introduction utile est D.P. Snyder, *Modal Logic* (New York : Van Nostrand, Reinhold 1971) ; pour un exposé élémentaire, voir aussi *Logic and Society,* chap. 1.

que de cette théorie, on met « N**p** » pour la nécessité de la proposition **p** et « M**p** » pour sa possibilité. La négation externe de « N**p** » est donc « Non(N**p**) », ce qui équivaut à « M(non-**p**) ». La négation interne est « N(non-**p**) ». Mais les opérateurs « N » et « M » se prêtent aussi à d'autres interprétations, dont les suivantes. Dans la *logique déontique,* « N**p** » s'interprète comme « Il est obligatoire de faire **p** », et « M**p** » comme « Il est permis de faire **p** » ; on verra plus loin l'importance que prend ici la distinction entre la négation interne et la négation externe. Puis il y a plusieurs versions de la *logique épistémique :* dans la *logique du savoir,* on lit « N**p** » comme « A sait **p** », dans la *logique des croyances* comme « A croit **p** », « M**p** » étant compris comme « Non(N(non-**p**)) » dans les deux cas. Notons que la logique des croyances, telle qu'elle est normalement exposée [12], est une axiomatisation des croyances *rationnelles,* et implique donc un principe de contradiction même pour la négation interne. Par contre, elle n'implique pas de principe du tiers exclu pour la négation interne. L'homme rationnel ne peut pas croire à la fois **p** et non-**p**, mais il peut ne pas croire ni l'un ni l'autre.

Parmi les systèmes modaux, on peut aussi signaler la *logique du désir,* qui se dédouble en une *logique du souhait* et une *logique de l'intention.* Tandis que l'objet d'un souhait est un état, celui d'une intention est l'acte qui conduit à cet état. Ainsi, pour employer un exemple qui sera repris plus loin, il n'y a rien de contradictoire dans le souhait d'être spontané, tandis que l'intention de spontanéité est une volonté qui se détruit elle-même. La contradiction cruciale à laquelle peut donner lieu la logique du souhait est ailleurs : c'est l'idée que l'absence du souhait de **x** implique forcément un souhait de l'absence de **x** ; j'y reviendrai.

Signalons deux autres distinctions logiques étroitement liées à celle du paragraphe précédent. D'abord il y a la distinction entre la négation d'une conjonction et la conjonction de négations. Dans la mentalité primitive [13], nier la conjonction des propositions **p, q, r**... équivaut à nier chacune d'entre elles ;

12. J. Hintikka, *Knowledge and Belief* (Ithaca, N.J. : Cornell University Press 1961).

13. Voir B. Inhelder et Jean Piaget, *La genèse des structures logiques élémentaires* (Paris : Presses Universitaires de France 1959), chap. v.4.

ainsi, un système de pensées ou une plate-forme politique sont-ils à laisser ou à prendre en bloc. Dans un conte norvégien [14], on peut observer à l'état pur cet état de pensée primitif. Deux jeunes filles, l'une angélique, l'autre méchante, doivent parcourir une série d'obstacles ordonnés de telle manière que le succès final exige la réussite dans chaque épreuve. La fille bonne, bien entendu, surmonte tous les obstacles, et *la méchante échoue en tous,* alors qu'un seul échec eût suffi à provoquer l'échec final. Dans les sociétés traditionnelles, nous l'avons vu au chapitre précédent, on imagine mal que l'excellence puisse se diviser, qu'il puisse y avoir de multiples échelles de supériorité ; d'une manière générale, le recours aux stéréotypes simplifie la vie et accorde la paix à l'âme. Sans doute les membres de la conjonction niée sont-ils parfois liés entre eux d'une manière causale qui justifie de les traiter comme un seul bloc ; mais le propre de la mentalité primitive est de dépasser l'expérience pour tomber dans les préjugés. Si la richesse et le pouvoir tendent à s'engendrer l'un l'autre, rien n'autorise pour autant à penser que quiconque est riche et puissant possède aussi l'intelligence ou la beauté.

La deuxième distinction relève d'un problème ésotérique de la logique : comment rendre en langage formel les *descriptions définies,* c'est-à-dire les expressions commençant par l'article défini « le » ou « la » ? Dans un article célèbre [15], Bertrand Russell a démontré que ces expressions ne sont analysables que dans le contexte d'une proposition. Ainsi « Le roi de France est chauve » affirme 1) qu'il existe un objet **x** tel que **x** possède la qualité « être roi de France » ; 2) que pour tout **y** possédant cette qualité **y=x** ; et 3) que l'objet **x** est chauve. Lue en 1989, cette proposition est simplement fausse puisque la première des trois composantes de la conjonction est fausse. Mais comment évaluer sa négation : « Le roi de France n'est pas chauve » ? La négation externe est la proposition vraie qui nie la conjonction de (1), (2), (3) ; la négation interne est la proposition fausse qui affirme (1) et (2) tout en niant (3). Face à la question « Le roi de France est-il chauve ? », on sent que « Oui » et « Non » sont deux réponses également inadéquates, puisque chacune d'elles

14. « Manndatteren og kjerringdatteren », in P.C.Asbjørnsen et J. Moe, *Samlede eventyr* (Oslo : Gyldendal 1957), t. II.
15. « On denoting », *Mind* 14 (1905).

présuppose le fait inadmissible d'un roi français dont seule la calvitie fait question. Qu'on se rappelle ici la question-piège : « Et votre femme, vous la battez toujours ? »[16]. Ivanbourg s'ajoute à l'univers de *Catch 22* sur la liste des lieux où toutes les questions sont ainsi piégées. La mentalité primitive n'est pas seulement celle qui tombe dans les pièges : elle sait aussi les tendre. On dira même que seule cette mentalité tend bien ces pièges, la manipulation délibérée étant en général moins efficace que la complicité dans l'absurde. Je reviendrai sur cette idée, déjà introduite au chapitre précédent.

C'est dans le court traité pré-critique *Versuch den Begriff der negativen Grössen in die Weltweisheit einzuführen* que Kant a introduit la distinction entre la négation interne et la négation externe. Le texte est obscur, faisant partie d'une controverse physico-philosophique qui ne nous concerne plus[17] ; néanmoins, on peut utilement considérer les exemples dont se sert Kant pour expliquer la distinction. 1) La négation externe du mouvement est le repos, la négation interne est le mouvement en sens opposé. 2) La négation externe de la fortune est la pauvreté, la négation interne en est l'endettement. 3) La négation externe du plaisir est soit l'indifférence, soit l'équilibre, correspondant à l'absence de causes de plaisir et de déplaisir et à la présence de causes qui se suppriment dans leur effet final ; la négation interne est le déplaisir. 4) La négation externe de la vertu n'est pas le péché d'omission, qui non moins que le péché de commission constitue une négation interne de la vertu : seuls le défaut du saint et la faute du noble en représentent la négation externe. 5) La négation externe de l'attention est l'indifférence, la négation interne en est l'abstraction : je dirais que l'absence de conscience de **x** est autre chose que la conscience de l'absence de **x.** 6) La négation externe de l'obligation est la non-obligation, la négation interne est l'interdiction. 7) La négation externe du désir est encore l'indifférence, la négation interne est le dégoût : je dirais que l'absence de désir de **x** est autre chose que le désir de l'absence de **x.**

On voit que ces exemples entrent dans deux catégories,

---

16. Voir P. Watzlawick, *The Language of Change,* p. 108 sq., pour d'autres exemples de ce dilemme.

17. Voir mon *Leibniz et la formation de l'esprit capitaliste* (Paris : Aubier-Montaigne 1975), p. 224 sq.

correspondant à deux manières de lire la distinction entre la négation externe et la négation interne. D'une part il y a les cas (5), (6) et (7), qui correspondent à la distinction modale entre « Non(N**p** » et « N(non-**p**) ». D'autre part il y a les exemples (1)-(4), qui relèvent d'une idée assez différente. Kant y présuppose l'existence d'un groupe mathématique comportant un élément neutre, ainsi que, pour tout élément, un élément qui lui est symétrique ou inverse. Pour un élément donné, donc, la négation externe est l'élément neutre, la négation interne étant l'élément inverse.

On verra plus loin que Zinoviev fait également appel aux deux manières de comprendre la distinction, tout en les liant l'une à l'autre. Ainsi, il fait une distinction entre une personnalité positive, ayant des qualités positives, une personnalité médiocre et une personnalité négative, ayant des qualités négatives. Les personnalités négatives ont un aspect diabolique : ils connaissent le Bien et le combattent, à la différence des personnalités médiocres qui tout simplement l'ignorent. En même temps, ces dernières constituent un élément neutre sur l'échelle des qualités, tandis que la personnalité négative est plutôt l'inverse de la personnalité positive. Mais je n'insisterai par sur la distinction entre les deux manières de comprendre la distinction, puisque, chez Zinoviev au moins, elles tendent à coïncider.

Dans le désir de l'absence de **x,** ou la conscience de l'absence de **x, x** est à la fois absent et présent : il est présent en tant qu'objet du désir ou de la conscience d'absence. Cette observation, faite en passant chez Kant, devient chez Hegel l'objet d'un développement systématique. Il faut citer en particulier le chapitre IV de *Phénoménologie de l'esprit,* où la conscience se présente d'abord comme désir, dont le projet fondamental est de dominer le monde extérieur (et de s'affirmer soi-même) *en le consommant.* Or la satisfaction ainsi obtenue se révèle fragile :

> Mais, dans cette satisfaction, la conscience de soi fait l'expérience de l'indépendance de son objet. Le désir et la certitude de soi atteinte dans la satisfaction du désir sont conditionnés par l'objet ; en effet, la satisfaction a lieu par la suppression de cet autre. *Pour que cette suppression soit, cet autre aussi doit être.* La conscience de soi ne peut donc pas supprimer l'objet

> par son rapport négatif à lui ; par là, elle le reproduit plutôt comme elle reproduit le désir [18].

Dans la phrase que j'ai soulignée, Hegel explique on ne peut plus clairement un paradoxe de la négation interne : celui dont l'indépendance requiert la destruction d'un objet extérieur, en dépend dans son être même et ne saurait donc sans contradiction en désirer la destruction. Deux cents ans plus tôt, John Donne avait déjà écrit :

Take heed of hating me,
Or too much triumph in the victory
Not that I shall be mine own officer,
And hate with hate again retaliate ;
But thou wilt lose the style of conqueror,
If I, thy conquest, perish by thy hate.
Then, lest my being nothing lessen thee,
If thou hate me, take heed of hating me.
(« *The Prohibition* »)

Si l'on y réfléchit, ce phénomène s'observe partout. Ainsi, l'athéisme militant ne saurait se passer des croyants, tout comme un certain communisme vit en symbiose avec la propriété privée [19] ; citons aussi l'anticommuniste, dont le monde se trouverait ruiné si, un jour, il parvenait à détruire *the God that failed.* En examinant notamment le cas de l'athéisme, on constate qu'il soulève deux paradoxes distincts. D'une part, il y a la difficulté déjà mentionnée de faire accepter aux zélés la distinction entre l'athéisme et l'agnosticisme : ils tendent à poursuivre indifféremment l'un et l'autre. D'autre part, la difficulté de faire comprendre à l'athée qu'il ne saurait effacer la mentalité religieuse tant qu'il reste attaché à la religion comme à son ennemi ; il se peut même que, par sa haine de la religion, il la perpétue quand personne n'y croit vraiment plus. Les deux paradoxes pourraient être liés entre eux, la persécution transformant l'agnostique en athée, et son athéisme maintenant ensuite vivante la foi de ses persécuteurs même après que ceux-ci ont cessé d'y croire.

---

18. *Phénoménologie de l'esprit,* trad. Hyppolite (Paris : Aubier 1939-41), t. I, p. 152.

19. L. Kolakowski, *Main Currents of Marxism* (Oxford University Press 1978), vol. I, p. 140.

Sans nous arrêter sur le prolongement de ces idées dans le premier Sartre, par la médiation de Koyré et de Kojève, concluons cet aperçu historique par une remarque sur leur importance dans la psychiatrie contemporaine. D'après l'école dite de Palo Alto[20], un élément important dans l'étiologie de certaines pathologies familiales est l'*injonction contradictoire* : un commandement tel que le contenu ouvert en contredit les présuppositions pragmatiques. Ainsi, le commandement « Ne sois pas si obéissant » — correspondant à l'idée sartrienne de l'amour — place son destinataire dans une situation impossible : pour obéir, il faut ne pas obéir[21]. De manière semblable, le commandement « Sois spontané » demande un effort délibéré et conscient pour réaliser un état dont l'essence est la non-délibération[22] ; le commandement « Oublie-le » exige un effort qui ne peut que graver dans la mémoire l'objet qu'on est supposé oublier. Qu'on imagine par exemple une mère qui instruit sa fille : « Rappelle-toi qu'il ne faut même pas penser à cette chose interdite », ce qui revient à lui demander d'y penser, et même constamment, afin de ne jamais y penser[23]. Or, dans la phrase d'Emily Dickinson,

The Heart cannot forget
Unless it contemplate
What it declines
(« *Complete Poems* », n° 1560),

La volonté d'oublier est un exemple de ce que j'ai appelé au chapitre précédent « vouloir ce qui ne saurait être voulu » : un projet impossible, puisque reposant sur la confusion entre la

---

20. Voir P. Watzlawick et al., *Change* (New York : Norton 1974).

21. Voir *Le laboureur et ses enfants,* chap. I.4.

22. On pourrait se demander si ces commandements sont contradictoires au sens strict. L'esquisse d'une réponse affirmative pourrait procéder de l'analyse que fait J. Hintikka (*Knowledge and Belief*) des croyances contradictoires. Il y démontre que le critère de la non-contradiction d'une croyance ne saurait être simplement l'existence d'un monde possible dans lequel cette croyance est vraie. Pour obtenir un critère qui corresponde à notre intuition, il faut demander l'existence d'un monde possible où la croyance soit vraie et où *l'on y croie.* De même, pour qu'un commandement soit non-contradictoire, il faut demander l'existence d'un monde possible où il soit satisfait et où *on essaie de le satisfaire.*

23. De manière semblable, la religion chrétienne a souvent demandé la pureté non seulement des actions, mais aussi des pensées. Pour un témoignage brillant du sentiment vague et omniprésent de culpabilité que peut induire une telle demande, voir R. Levy, *The Tahitians* (University of Chicago Press 1973).

négation externe et la négation interne. L'oubli ou l'indifférence est une négation externe, la simple absence de conscience de **x,** tandis que la volonté d'oublier requiert la conscience de l'absence de **x,** et donc de **x.** Vouloir oublier, c'est comme si l'on se décidait à créer l'obscurité par la lumière.

Pour dégager l'importance de ces distinctions chez Zinoviev, j'examinerai d'abord son analyse du régime ivanien, ensuite les rapports du régime et de l'opposition (intérieure et extérieure), et enfin la structure interne de l'opposition intérieure. Il se dégagera une première conclusion quant à l'impuissance profonde du régime, ce qui permettra finalement de distinguer deux sens de la « négation de la négation » en tant que forme du processus historique.

L'aspect tragi-burlesque des *Hauteurs béantes* vient de ce que Zinoviev soumet à l'analyse sociologique des phénomènes tels que la dénonciation ou l'arrivisme, burlesques dans le détail, tragiques dans l'ensemble. « Une farce qui se répète régulièrement, c'est justement une tragédie » (HB 359), car « les petits rien passent, mais le système des riens reste » (HB 289), à quoi il faut ajouter que l'histoire se répète, « la première fois comme tragédie, la seconde comme catastrophe » (HB 544). La dénonciation, phénomène constitutif de tout groupe social à Ivanbourg (HB 20), tend à se substituer à l'information : « L'information est mensongère, en tant qu'elle est un phénomène public et officiel, et se transforme rapidement en dénonciation, en tant que phénomène secret » (HB 84). On pourrait penser naïvement que même dans un régime totalitaire il existerait une instance au ministère de l'Intérieur qui disposerait d'informations complètes et véridiques, ne serait-ce que pour rendre l'oppression plus efficace ; or, d'après Zinoviev, il n'en est rien, puisqu'il n'est dans l'intérêt de personne d'exprimer la vérité. On a dit du tsarisme qu'il fut un régime despotique tempéré par l'inefficacité. Zinoviev dirait sans doute que le régime ivanien est un despotisme rendu plus terrible encore par l'inefficacité, puisqu'en lui l'absence d'informations sur quelqu'un est interprétée comme la présence d'informations négatives.

Il faut considérer Zinoviev comme le fondateur de la sociologie de l'arrivisme, trait fondamental et universel à Ivanbourg. Dans *L'avenir radieux,* le protagoniste nous explique les rouages de ce phénomène, en commençant par sa forme la plus intelligible, caractérisée par le cynisme, l'absence de conscience morale et l'habileté dans le jeu des relations personnelles. Il y a plus :

> Mais voilà qu'Agafanov est venu m'embrouiller toutes mes idées sur l'arrivisme soviétique. C'est un garçon qui n'est pas un Apollon, mais qui est d'un physique agréable. On ne peut pas dire qu'il soit très doué, mais enfin il n'est pas bête. Il n'est pas ennemi de la bouteille. Pas méchant. Débonnaire. Paresseux. D'un genre un peu endormi. Aucun parent haut placé. Personne pour le patronner comme Canarille m'a patronné... Et cependant il a décollé comme une flèche. Comme ça, sans raison. Brusquement on l'a fait entrer dans la rédaction d'une revue très en vue, on lui a donné une chaire, on l'a fait rédacteur, puis membre-correspondant (AR 143).

Egalement mystérieuse est l'attribution d'un prix littéraire à un auteur qui non seulement manque totalement de talent, ce qui va de soi, mais qui n'a même pas rendu service à l'Etat ou au parti (AR 235 sq.). C'est dans *Les hauteurs béantes* que l'on trouve la clé de cette deuxième forme d'arrivisme, dans l'observation que Staline ne fut pas un arriviste de talent, mais plutôt quelqu'un d'extraordinairement médiocre (HB 306). Pour être un arriviste de talent, il faut avoir des qualités négatives remarquables ; pour être quelqu'un d'extraordinairement médiocre, il suffit d'avoir une absence remarquable de qualités. Dans la société ivanienne, la réussite suprême appartient au second : « L'arriviste le plus doué sera celui qui manque le plus de talent, précisément sur le plan de l'arrivisme » (HB 306). Ou encore :

> La méthode la plus sûre de faire carrière dont use l'arriviste prétendant au talent indéniable donne pourtant, dans les conditions ivaniennes, d'énormes avantages aux arrivistes sans talent. Même le Patron [*i.e. Staline*] : s'il a pris le pouvoir et s'il a créé son propre système de pouvoir, ce n'est pas du tout parce qu'il fut un génie dans sa sale besogne, mais uniquement parce qu'il fut une nullité. Sa personnalité correspondait parfaitement à cette besogne. Un lion ne peut être un meneur de rats (HB 166).

D'où « l'impression d'être en butte à une force extraordinairement insignifiante, et de ce fait invincible » (HB 307). On ne saurait s'opposer à une absence, qui ne donne aucune prise à l'opposition ; mieux vaut la présence d'un négatif qu'on peut critiquer et auquel on peut résister[24]. Zinoviev reprend ici le thème de la banalité du mal. Selon Yeats, la situation la plus à craindre est celle où « *the best have lost all conviction, and the worst are full of passionate intensity* » ; pour Tocqueville, la crise de la religion est de n'avoir que « de tièdes amis et d'ardents adversaires » [25] ; d'après le jeune Marx, le danger pour la liberté de presse en Allemagne fut d'avoir des amis platoniques et des ennemis passionnés[26]. Selon Zinoviev, ils ont tort, car il y a pire : exister en tant qu'objet d'une négation passionnée est quand même une forme d'existence qui vaut mieux que d'être totalement absent de la conscience des hommes. Le Mal ne triomphe que lorsqu'il est devenu la négation externe et banale du Bien.

Pour expliquer le succès de la médiocrité, on peut invoquer le principe longuement discuté au chapitre précédent : certaines conduites ne sont efficaces que lorsqu'elles n'ont pas l'efficacité pour fin. Qu'on pense par exemple aux difficultés qu'éprouve un auteur de talent lorsqu'il se met en devoir d'écrire un « best-seller » pour gagner sa vie : le résultat, invariablement, sera soit trop bon, soit trop mauvais. Pour trouver le ton juste, il faut partager, plutôt qu'exploiter, la vision étroite et les préjugés du public de masse. « Mieux vous ferez votre travail et plus il vous en cuira. Et si vous le faites mal, vous n'en serez que mieux écrasé, car, pour le travail mal fait, ils s'y entendent mieux que vous » (AR 102).

Cette analyse de l'homme ivanien semblerait pourtant contredire la vue exposée dans le passage suivant :

> Une intelligence remarquable est considérée ici comme quelque chose d'anormal, et une sottise remarquable comme une intelligence remarquable. Les personnes qui possèdent une haute conscience morale passent pour des aventuriers sans scrupules et des nullités hautement abjectes pour des modèles de vertu. Le problème n'est donc pas qu'il y ait défaut de quelque chose, mais qu'il y ait présence de quelque chose d'autre. Le résultat

24. Nombre de lecteurs se reconnaîtront ici dans l'expérience qui consiste à corriger les copies d'examen : on préfère infiniment celles qui pèchent d'une manière déterminée à celles dont le style flou et mou interdit tout jugement précis.
25. DA I 314.
26. *Rheinische Zeitung*, le 5 mai 1842.

> est la formation d'un type original de personnalité négative, qui a le même rapport à la personnalité positive qu'un électron à un positron (ou inversement). De même que la présence d'une charge négative n'est pas absence de charge positive et la présence de charge positive n'est pas absence de charge négative, de même, dans le cas présent, je le répète, le type de personnalité négative est une personnalité qui possède des qualités déterminées (HB 80).

L'homme ivanien est-il la négation interne de l'homme rationnel et moral, comme semble le suggérer ce passage, ou la négation externe de type Agafanov ? Il faut penser que la négation externe est la forme la plus développée de la personnalité ivanienne, même si la négation interne en est la forme la plus frappante, en vertu, précisément, de ses qualités déterminées. Cette interprétation est étayée notamment par l'insistance de Zinoviev sur la *normalité* de l'univers qu'il décrit. On ne saurait le guérir, puisqu'il est parfaitement normal et sain (AR 191). Il n'est pas peuplé de démons et d'immoraux ; tout au plus peut-on parler d'amoralité. S'il est vrai que « la conscience morale a dépéri, tout comme le prévoyaient les classiques » (AR 134), c'est pour en créer la négation externe plutôt que la négation interne. Ou encore : si la morale est la négation de l'action aveuglement irréfléchi, Ivanbourg représente la négation de la négation — mais au sens logique plutôt qu'au sens dialectique ; j'y reviendrai.

Le contresens domine la vie ivanienne dans tous les domaines, qu'il s'agisse de planification économique, d'éducation ou de lutte contre la criminalité. Un principe général se dégage : au lieu de chercher une solution efficace aux problèmes réels, les autorités ivaniennes cherchent un problème qui corresponde aux solutions souhaitées ou possibles. Exemple : pour réduire le pourcentage de crimes impunis, on accroît le nombre de crimes fictifs (AR 79). En mettant *n* pour le nombre de crimes réels, *m* pour le nombre de crimes réels punis et *a* pour le nombre de crimes fictifs attribués aux innocents et aussitôt punis, les autorités ont intérêt à rendre *a* aussi grand que possible puisque le pourcentage $(m+a)/(n+a)$ est une fonction croissante de a lorsque $m < n$. Le seul ennui est qu'il « faut concilier des objectifs qui sont en contradiction dialectique : il ne faut pas qu'il y ait de crimes dans l'unité, et il faut démontrer aux autorités supérieures que tous les crimes sont démasqués avec succès » (HB 57). La synthèse qui supprime la contradiction est d'exterminer « les criminels avant même qu'ils aient eu le temps d'accomplir leurs crimes » (HB 632), idée grotesque qui se retrouve dans la lutte contre les trafiquants et escrocs qui « tentent de rétablir le système monétaire » : pour les supprimer, il suffit de cesser « de produire les marchandises qui font objet d'une spéculation » (HB 620).

Pour ce qui est de l'éducation, citons le beau texte où Zinoviev explique la nécessité d'être hypocrite au premier degré, afin de ne pas tomber dans l'hypocrisie au carré pratiquée à Ivanbourg :

> Je suis de plus en plus convaincu que toute la littérature de notre passé récent avait fait une mauvaise besogne en stigmatisant l'hypocrisie mondaine. Elle se référait à un principe très banal. D'après elle, l'homme se conduisait décemment vis-à-vis des autres en société (il souriait, disait qu'il était content de vous voir, se montrait attentif, etc.), mais pensait à part lui tout autre chose (il vous méprisait, vous enviait, se réjouissait de vos malheurs, etc.). On y voyait de l'hypocrisie. Il était admis que les hommes peu recommandables se donnaient des allures d'hommes de bien. Mais ce n'est pas seulement (et pas toujours) de l'hypocrisie. C'est aussi le résultat de la bonne éducation, qui est un des moyens sociaux d'auto-défense des hommes contre eux-mêmes. C'est la capacité de savoir se dominer, sans laquelle aucun rapport normal n'est possible. Sans cette bonne éducation, la vie devient un cauchemar. Sans elle, il est tout simplement impossible de rencontrer qui que ce soit. On ne peut pas parler de l'homme comme s'il y avait quelque être caché et authentique qui se compose un masque dans telle ou telle situation. L'homme, c'est à la fois ce qu'il est chez lui, ce qu'il est au travail, ce qu'il est avec ses amis et connaissances, ce qu'il pense, ce qu'il dit. Oui, mais il y a plus qu'un manque d'éducation, dit le Bavard. Il faudrait plutôt parler d'anti-éducation. Ignorer et piétiner tout ce qui est important et mettre sur un piédestral tout ce qui est médiocre, c'est un certain type d'éducation, et non seulement un vide. Une hypocrisie qui prend la forme d'une négation de l'hypocrisie, c'est de l'hypocrisie au carré (HB, pp. 270-271).

Ainsi le citoyen ivanien, tout en étant lui-même la négation externe de l'homme rationnel et moral, est-il le produit d'une éducation qui est la négation interne d'une éducation rationnelle et morale. L'anti-éducation n'engendre pas l'anti-homme. Surprenante d'abord, cette conclusion gagne à la réflexion, car l'absence systématique de qualités remarquables, qu'elles soient positives ou négatives, ne saurait se manifester en l'absence d'une éducation systématique. Le simple manque d'éducation produirait toutes sortes d'hommes, ce qui serait incompatible avec la norme ivanienne de la médiocrité. Même si l'on ne saurait produire chez soi-même un état de négation externe par un acte de négation interne, rien n'empêche qu'on puisse arriver à ce résultat chez un autre. Si l'on ne saurait se décider soi-même à oublier, on peut induire un état d'ignorance chez les autres. Cela dit, il ne faut pas croire que, d'après Zinoviev, les autorités ivaniennes soient engagées dans une manipulation consciente de leurs sujets, car dans leur univers aucune planification délibérée ne saurait réussir, comme il est expliqué plus loin.

J'en arrive aux rapports du régime et de l'opposition, en commençant par le problème du droit ivanien. La donnée fondamentale en est la confusion de la non-obligation et de l'interdiction. Dans une société rationnelle, « il faut distinguer absence de normes et présence de normes négatives » (HB 474), mais, à Ivanbourg, l'absence d'une obligation implique normalement la présence d'une interdiction, sauf mention expresse du contraire. « Il arrive que l'absence d'interdit sur un acte ne suffise pas, il faut encore une autorisation officielle. Parfois même cela ne suffit pas, il faut encore une interdiction de s'opposer à la réalisation d'actes autorisés ou non interdits » (HB 61)[27].

On notera plus loin combien cette confusion hante même les tentatives pour la dissiper. Signalons d'abord deux autres contrastes entre le droit rationnel et le droit ivanien. Selon les droits de l'homme, le droit à l'émigration est un principe fondamental, comme l'est aussi l'absence d'un droit gouverne-

27. Apparemment, cette tendance est plus forte encore dans la République populaire de Chine. Ainsi, à un moment donné, les journaux muraux furent expressément autorisés par la loi ; quand l'autorisation fut retirée, sans pourtant être remplacée par une interdiction, tout le monde comprit que dorénavant les afficheurs de tels journaux risquaient d'être punis. Voir Hungdah Chiu, « Institutionalizing a new legal system in Deng's China », texte présenté à Brown University en novembre 1987. Il note que le système légal de l'Union soviétique est, en comparaison, plus rationnel et prévisible. Sans invalider les analyses de Zinoviev, cette observation montre la nécessité de lire celles-ci dans le sens « topologique » indiqué au début du chapitre.

mental d'exiler[28]. A Ivanbourg, nous vivons le monde renversé : le gouvernement se réserve le droit d'exiler ; nie le droit à l'émigration ; considère le désir d'émigration comme un crime dont la gravité en elle-même pourrait provoquer l'expulsion ; mais refuse néanmoins de donner suite aux demandes d'émigration. Qu'on médite sur la phrase terrible par laquelle Zinoviev résume tout l'engrenage ivanien et son irrationalité spécifique :

> Et si j'ai été contraint de partir volontairement, c'est par la volonté de mon peuple libre. La seule différence, c'est que c'est moi qui ai voulu partir et que c'est pour cette raison qu'on m'a fait attendre pendant deux ans, car mon désir même d'accomplir cette volonté du peuple était perçu comme effronterie morale. Car ce peuple libre ne peut admettre qu'on agisse à sa guise. *Même sa volonté à mon égard, il veut qu'elle s'accomplisse contre la mienne* (HB 416. C'est moi qui souligne)[29].

L'univers de *Catch 22* vient immédiatement à l'esprit. Dans le roman de Joseph Heller, le paradoxe du titre est le suivant : « Quiconque accepterait de voler en mission de guerre est forcément fou et, étant fou, a le droit de se faire exempter pour des raisons psychiatriques. Il n'a qu'à demander. Mais le fait même de demander, le désir même de ne plus voler en mission de guerre, prouve sa normalité et l'empêche d'être exempté »[30]. Chez Zinoviev, la vie militaire obéit à d'autres lois, non moins paradoxales. Dans l'univers de *Catch 22,* le fait d'exprimer le désir de ne pas accomplir une mission dangereuse et le fait de ne pas l'exprimer offrent aux autorités des raisons également valides pour vous y forcer. A Ivanbourg, le fait d'exprimer le désir d'accomplir une telle mission est une raison nécessaire et suffisante pour vous en empêcher.

---

28. Dans les termes de S. Kanger et H. Kanger (« Rights and parliamentarism », *Theoria* 32 (1966)), l'individu possède à l'égard de l'Etat à la fois un *pouvoir* et une *contre-immunité* relativement à l'acte de quitter le territoire.

29. Comparons cette forme de pathologie à la forme inverse, plus répandue et plus innocente : Je veux que tu fasses comme je le désire, mais je veux aussi que tu le fasses librement et non pas parce que je le désire. Voir *Le laboureur et ses enfants,* chap. I.4.

30. Un collègue américain m'a raconté une anecdote symétrique. Pendant la guerre du Viêt-nam, les dirigeants du P.L.P., un parti révolutionnaire de tendance maoïste, a demandé à ses adhérents de se porter volontaire à l'armée afin que, une fois arrivés au Viêt-nam, ils puissent « tourner le fusil dans l'autre sens », contre les troupes américaines. Les autorités militaires les ont réformés, estimant sans doute que le volontariat impliquait une instabilité mentale qui les rendait inaptes au service militaire.

> Le Patriote (...) s'empressa de déclarer qu'il avait écopé dix jours pour avoir demandé de partir au front, mais qu'il n'y voyait aucune logique, vu que l'Ecole y envoyait cinquante personnes qui n'en avaient pas le moindre désir. Le Déviationniste fit observer que c'était justement la logique de fer des lois de la société ; d'après ces lois, ce n'est pas le Patriote qui peut décider de son destin, mais les autorités supérieures ; en formulant sa demande, le Patriote avait donc contrevenu à cette loi ; il avait eu l'intention de disposer de son destin à son propre gré et n'avait reçu que ce qu'il méritait (HB 51).

Il arrive que le fait d'exprimer un désir soit révélateur d'une attitude qui justifie les autorités à ne pas y donner suite ; qu'on se rappelle le jugement de Salomon. Mais, quand l'expression des désirs véritables est punie, pourrait-on les réaliser en exprimant des désirs qu'en réalité on n'a pas ou en n'en exprimant aucun ? Le *Catch 22* ne donne aucune prise à cette stratégie ; on verra plus loin que l'univers ivanien ne s'y prête pas non plus, pour des raisons déjà expliquées au chapitre précédent.

Un autre problème capital concerne le rapport entre la lettre et l'esprit de la loi. On sait que les Chinois ont voulu éviter un code élaboré de lois, craignant que les méchants n'invoquent la lettre de la loi contre son esprit[31]. Au contraire, la notion occidentale du droit admet la possibilité et même la nécessité des conséquences non voulues de la loi et prescrit que, dans ces cas, il faut changer la lettre plutôt qu'invoquer l'esprit. En Occident, on n'est pas condamné pour injures pour avoir dit de quelqu'un : « Si je disais mon opinion de lui, je serais condamné

---

31. J. Needham, *Science et Civilisation in China,* t. II (Cambridge University Press 1956), p. 522. D'après Hungdah Chiu, « Institutionalizing a new legal system in Deng's China », cette idée a survécu jusqu'à nos jours. Dans la Chine contemporaine, par exemple, le principe d'analogie est appliqué non seulement dans le droit civil, où il est indispensable, mais aussi dans le droit criminel : on décide d'abord que quelqu'un doit être puni, pour rechercher ensuite un statut légal qui, par extrapolation analogique, permet de le juger. Encore une fois, on reçoit l'impression que les tendances que décèle Zinoviev dans le régime soviétique ne fleurissent vraiment que dans le Chine communiste. Citons l'exemple d'un *Catch 22* qui s'est posé lors de la Révolution culturelle. A cette époque, on ne donnait plus de primes aux ouvriers selon l'ancienneté ou la productivité, l'égalité complète étant supposée régner partout, avec comme seule exception les privilèges accordés aux activistes politiques. Mais, si un activiste acceptait de se faire favoriser de la sorte, il montrait *ipso facto* qu'il n'en était pas digne (A. Walder, *Communist Neo-Traditionalism,* Berkeleyy : University of California Press 1986, p. 173-174).

pour injures » ; à Ivanbourg, on néglige la lettre pour aller droit à l'esprit :

> Ce qui compte avant tout, ce n'est pas qu'un droit soit bon ou mauvais. Ce qui compte, c'est qu'il y en ait un. Un droit mauvais est quand même un droit. Un bon arbitraire est tout de même un arbitraire. Je me fais fort de démontrer comme un théorème mathématique que toute société régie par des règles de droit permet l'existence d'une opposition, que ces règles soient bonnes ou mauvaises. Prenons un texte A. Admettons qu'il existe un système de règles juridiques B qui permette de juger ce texte comme un texte hostile à la société donnée (texte « anti »). En conséquence, on engage des poursuites contre l'auteur de A. Et si, par exemple, je déclare le texte « N affirme que A », je n'affirme pas A ; je ne fais qu'affirmer que N affirme A. Serait-ce un texte « anti » ? Parfait, mais alors que dira-t-on du procureur lorsqu'il m'accusera au tribunal d'affirmer le texte « N affirme que A » ? Que cet homme prononce un texte « anti » ? Non ? Et pourquoi ? Où sera le critère formel qui permettra de nous distinguer ? Il est vrai que j'ai employé une fois le mot « affirme », et que le procureur l'a fait deux fois. Mais, si une telle loi est adoptée, je n'aurais qu'à déclarer à l'avance le texte suivant : « M affirme que N affirme que A ». Je n'ai fait que vous citer une démarche logique. Mais il y en a beaucoup. Faites-moi un code B qui contienne des lois qui permettent d'apprécier des textes comme « anti », et je me fais fort d'élaborer, à partir de n'importe quel texte « anti », un texte qui ne pourra pas être jugé tel d'après B, mais qui, de toute façon, sera compris comme un texte d'opposant. Tout droit rigoureux est *a priori* une possibilité d'opposition (HB 236)[32].

32. Voir aussi DA I 185-186 : « Si quelqu'un me montrait, entre l'indépendance complète et l'asservissement entier de la pensée, une position intermédiaire où je puisse espérer me tenir, je m'y établirais peut-être ; mais qui découvrira cette position intermédiaire ? Vous partez de la licence de la presse, et vous marchez dans l'ordre : que faites-vous ? vous soumettez d'abord les écrivains aux jurés ; mais les jurés acquittent, et ce qui n'était que l'opinion d'un homme isolé devient l'opinion du pays. Vous avez donc fait trop et trop peu ; il faut encore marcher. Vous livrez les auteurs à des magistrats permanents ; mais les juges sont obligés d'entendre avant de condamner ; ce qu'on eût craint d'avouer dans le livre, on le proclame impunément dans le plaidoyer ; ce qu'on eût dit obscurément dans un récit se trouve ainsi répété dans mille autres. L'expression est la forme extérieure et, si je puis m'exprimer ainsi, le corps de la pensée, mais elle n'est pas la pensée elle-même. Vos tribunaux arrêtent le corps, mais l'âme leur échappe et glisse subtilement entre leurs mains. »

Le rapport du régime à l'opposition peut s'articuler soit sur le mode de la négation externe, soit sur celui de la négation interne : le silence ou la condamnation. Le dilemme du régime est le suivant : « Il était temps, il était nécessaire d'opposer une riposte de haut niveau à cet individu. Mais, d'un autre côté, cela attirerait l'attention sur ses ignobles petits bouquins. En revanche, si nous gardons le silence, les gens penseront qu'ils ont raison » (AR 230). C'est que condamner, c'est reconnaître et faire connaître, même si c'est aussi brandir une menace. Donc l'opposition voit le passage du silence à la condamnation comme un pas en avant ; ainsi, pour critiquer les peintres modernistes, il faut reproduire leurs tableaux et ainsi les faire connaître (AR 134). D'où l'arme de l'opposition : « Condamnez-moi. »

A vrai dire, si le régime choisit le silence, le seul fait qu'il le *choisisse* indique qu'il n'est pas vraiment une négation externe au sens plein : c'est un silence voulu qui diffère de la simple indifférence ; une intention de négation interne qui se dissimule derrière une apparence de négation externe. Mais, on parvient facilement à distinguer l'indifférence voulue de la vraie indifférence, en vertu de la forme trop systématique de celle-là. Là encore, l'intention se dissimule mal : ne jamais parler de quelqu'un dont pourtant on est loin d'ignorer l'existence peut être aussi révélateur que le fait d'en parler sans cesse ; tous les maris trompés le savent [33]. Les opposants ivaniens ne l'ignorent pas non plus :

> Ce ne sont pas les attaques qui font peur, dit le Bavard. Les persécutions équivalent à une reconnaissance officielle. Ce qui fait peur, c'est une indifférence voulue à tout ce qu'on fait. Et

33. De même, le « retour au normal » après une crise politique tend à dépasser le normal pour tomber dans l'extrême opposé. Comme je travaillais sur ce chapitre, je lus dans le *International Herald Tribune* du 25 juillet 1989 le reportage suivant de Beijing : « Un fonctionnaire étranger, en amenant en voiture un visiteur étranger près de la place Tien-An-Men, rayonnait de fierté et de soulagement. "Vous voyez combien la place a maintenant une apparence normale", dit-il, en se tournant vers son visiteur pour quêter un signe d'approbation. Celui-ci, une Américaine résidant à Hong-Kong, jeta un coup d'œil sur la place désertée, gardée par les soldats armés. "Où sont tous les gens ? demanda-t-elle. La place est vide. J'ai peur de ne pas trouver ça tellement normal." Le fonctionnaire dut admettre, presque à contrecœur, que la place – ce lieu fourmillant de touristes qui avait été transformé en mai dernier en terrain de camping pour la démocratie – était actuellement fermée au public chinois. » Qu'on se rappelle aussi la distinction, mentionnée dans mon Introduction, entre le vrai et le faux hasard, celui-ci se trahissant par sa régularité excessive.

> plus le travail qu'on fait et ses résultats sont importants, plus cette indifférence est grande. Remarque bien que je ne parle pas d'indifférence au sens d'un manque d'intérêt, mais d'indifférence active. C'est quelque chose de positif (HB 572).

Comme il sied à un spécialiste de la logique polyvalente[34], Zinoviev établit ici une distinction entre *trois* types de négation, qui pourtant se réduisent à deux formes fondamentales. L'indifférence active, c'est la négation interne qui se masque derrière une apparence de négation externe. On imagine facilement une suite indéfinie de tels masques, chacun plus sophistiqué que le précédent et capable de tromper un plus grand nombre de personnes, mais qui pourtant ne sauraient jamais totalement effacer leur origine dans la négation interne. Qu'on joue à l'indifférence au premier ou au énième degré, on ne deviendra jamais indifférent à la façon dont, selon Pascal, on peut devenir croyant en faisant semblant.

Outre l'opposition intérieure, il y a l'opposition extérieure, l'Occident. Dans les travaux de Zinoviev, il est souvent question de voyages à l'étranger, notamment à l'occasion de congrès scientifiques. Pour l'Ivanien, l'étranger est attrayant, à condition qu'il repousse les avances ivaniennes :

> Les Ivaniens adorent les étrangers et sont prêts à leur donner leur dernière chemise. Si l'étranger ne prend pas la chemise, on le traite de salaud. Et on a raison. Prends ce qu'on te donne sans attendre qu'on te cogne. Mais prends donc, nom de nom, si tu ne veux pas avoir une grosse tête. Et arrête de faire ton malin. C'est de bon cœur. Ça part d'un bon sentiment. Allez, profites-en, ce n'est pas tous les jours qu'on est bon, et sinon... Si l'étranger prend la chemise, mais continue à agir comme il l'entend, il se fait encore traiter de salaud. Et ce n'est que justice. Il n'avait qu'à pas accepter. Et, si tu acceptes, il faut te montrer gentil. Nous, c'était vraiment de bon cœur. On n'avait aucune arrière-pensée. Et lui, v'lan. Qu'on ne nous parle pas de leur gratitude, à tous ces salauds. Bon, et si l'étranger prend la chemise, et se met à se comporter en bon Ivanien, il n'en est que plus salaud, parce qu'alors il est des nôtres, et, avec les nôtres, on n'a pas à prendre de gants (HB 353).

---

34. Voir A. Zinoviev, *Philosophical Problems of Many-Valued Logic* (Dordrecht : Reidel 1963).

C'est le thème de *Timeo Danaos,* déjà repéré au chapitre précédent. Il s'agit en plus d'un effet de contamination : si l'étranger est vraiment assez bête pour nous reconnaître, nous serions bien bêtes, nous, de le reconnaître.

La personne de Khrouchtchev occupe une place importante dans l'univers ivanien. Il symbolise l'impuissance du régime à changer et à se transformer lui-même : « Même s'ils voulaient soudain mettre fin à l'oppression, ils ne le pourraient pas, puisqu'ils ne sauraient réaliser ce désir que sous une forme oppressive, en ne changeant que l'aspect et le champ d'application de cette fonction d'oppression » (HB 447). Qu'on se rappelle l'injonction faussement libératrice : « Ne sois pas si obéissant ! » L'échec de Khrouchtchev se résume dans le projet de la déstalinisation. Pendant une période très brève on a obtenu la permission de ne plus citer Staline, pour glisser très vite dans la recommandation de ne pas le citer (AR 58), comme si le premier état de négation externe était trop fragile pour durer. Ainsi Staline a triomphé même dans sa défaite, puisque la façon dont on l'a renié reposait sur la même confusion de la non-obligation et de l'interdiction dont il fut le champion. La même distinction entre la négation interne et la négation externe explique pourquoi Khrouchtchev n'a pas pu mener à terme son projet.

> Dans des cas comme celui-ci, les demi-mesures se terminent par la défaite. Vous dites qu'on ne l'aurait pas laissé faire ? Qu'on l'aurait balancé ? Ils n'auraient pas eu le temps ! Avant qu'ils aient pigé quoi que ce soit, il aurait pu faire un tel grabuge qu'il aurait déjà été trop tard pour prendre des mesures contre lui. Plus il aurait été loin, plus sa position aurait été solide. Il est exact qu'il ne pouvait pas frapper un grand coup. Mais non parce qu'il en comprenait l'impossibilité objective, mais parce que, subjectivement, il ne comprenait pas la possibilité (HB 146)[35].

« Il ne pouvait pas » : phrase clé qu'il s'agit de bien comprendre. Khrouchtchev fut impuissant à sa manière; on peut l'être aussi des deux manières expliquées dans le passage suivant :

35. On notera que ce passage invoque des *modalités mixtes,* à la fois aléthiques et épistémiques. En mettant « N » pour l'opérateur de nécessité et « C » pour l'opérateur de compréhension, la dernière phrase fait la distinction entre « C(N(Non-**p**)) » et « Non(C(Non(N(non-**p**))) ».

> Comment peux-tu savoir ce qui est absurde et ce qui ne l'est pas, dit le Paniquard. Peut-être qu'on ne peut pas faire autrement. Qu'est-ce que tu veux dire par là, demanda l'Humoriste. Qu'ils ont fait de leur mieux, là-bas, dans des circonstances qui ne dépendaient pas d'eux ? Ou qu'ils ont agi conformément à leur nature profonde ? Ce n'est pas du tout la même chose. La première hypothèse suppose une rationalité de l'entreprise. La deuxième, non (HB 321).

Si toute action est conçue comme le résultat de deux filtrages successifs, le premier constitué par les contraintes structurales de la situation et le second par la façon de choisir une action parmi l'ensemble des actions qui satisfont simultanément à toutes les contraintes, on peut en effet nier le choix rationnel de deux manières[36]. Ou bien les contraintes structurales sont si fortes, et l'ensemble des actions possibles si restreint, qu'il ne reste pas de place pour le choix, rationnel ou non. Ou bien le mode de choix est autre que rationnel : dicté par les normes sociales, ou par une pensée obsessionnelle. C'est, en gros, la distinction que fait Zinoviev dans le dernier texte cité. Mais le dilemme de Khrouchtchev se situait ailleurs. Ce n'est pas qu'il n'ait pas eu d'espace pour agir, ni qu'il ait été incapable d'action rationnelle : c'est plutôt qu'il n'a pas compris qu'il avait effectivement les moyens de sa politique. Comme le dirait Sartre, *rien* n'a empêché Khrouchtchev de mener une lutte victorieuse contre le stalinisme, ce rien étant une négation externe (l'ignorance) plutôt qu'une négation interne (l'opposition de la vieille garde).

Dans un tel régime, l'opposition elle-même est empreinte de la confusion des deux types de négation. Ainsi un dissident

> disait jusqu'alors qu'il n'éprouvait aucun besoin d'être mis en ballotage aux élections de l'Académie. Mais sa candidature fut proposée et il remplit tous les papiers nécessaires. Alors il fut accusé de manque de logique. Est-ce vrai ? En allant ici, je n'éprouvais pas le désir de boire. Vous m'avez proposé de boire et je l'ai fait. Est-ce inconséquent ? Non. Il faut simplement

36. Pour cette distinction, voir *Ulysses and the Sirens,* p. 113 sq.

> distinguer l'absence de désir de faire quelque chose et le désir de ne pas le faire (HB 82)[37].

Si les autres dissidents n'ont pas reconnu cette distinction maintenant familière, c'est qu'ils portent l'empreinte de la société dans laquelle – et non seulement contre laquelle – ils luttent. « On ne peut à la fois vivre dans une société et prétendre s'en affranchir » (HB 431). Ou encore : « Au fur et à mesure qu'il surmonte [les] résistances, l'homme prend peu à peu une forme qui s'approche de l'individu standard de cette société. Sinon, il ne parvient pas à se faufiler dans les fissures de tous les obstacles. L'homme croit qu'il garde son individualité de créateur et qu'il réalise ses idéaux. Mais, en réalité, il se conforme progressivement à un standard » (HB 585). Cette remarque s'applique en particulier au sculpteur Barbouilleur, personnage central et ambigu des *Hauteurs béantes,* qui, de dissident naturel, se transforme sous nos yeux en un opportuniste qui s'ignore. Lorsqu'il observe que la stèle funéraire qu'il a sculptée pour Khrouchtchev est une œuvre sans compromis, un de ses amis observe : « Bien sûr, si le fait de ne pas rechercher le compromis est déjà une absence de compromis » (HB 358). On peut arriver au compromis sans le rechercher : la distinction faite plus haut entre les deux types d'arrivistes suggère même que les compromis les plus compromettants sont ceux qui viennent d'eux-mêmes, sans aucun effort délibéré.

J'en viens maintenant au problème du *pouvoir* dans la société ivanienne :

> Le pouvoir ivanien est tout-puissant, et, en même temps, impuissant. Sa toute-puissance est négative, c'est-à-dire qu'il réside dans son impunité à faire le mal. Son impuissance est positive, car elle touche à ses possibilités de faire le bien sans contrepartie. Il possède une force destructrice immense et une force créatrice insignifiante (HB 370).

La notion de pouvoir est doublement contrefactuelle : elle implique qu'on peut réaliser ses fins *quelles qu'elles soient* et

37. Raymond Aron m'a dit un jour que, pour les décorations et les doctorats *honoris causa,* il y avait trois principes à suivre : ne jamais les solliciter, ne jamais les refuser, ne jamais les porter. Encore mieux serait sans doute de les refuser *et que cela se sache,* réalisant ainsi un rêve analogue à celui d'être bien connu comme un contributeur anonyme aux œuvres de bienfaisance.

quelle que soit la résistance qu'y opposent les autres. Il est vrai qu'à Ivanbourg la résistance offerte aux efforts des autorités pour réaliser leurs fins ne change rien à l'affaire ; en revanche, celles-ci sont sévèrement limitées dans ce qu'elles peuvent réaliser de positif. Pour Tocqueville, le pouvoir centralisé « excelle à empêcher, non à faire » ; « il force rarement à agir, mais il s'oppose sans cesse à ce qu'on agisse ; il ne détruit point, il empêche de naître »[38]. Zinoviev va plus loin, en attribuant au régime une force destructrice immense : il faut sans doute y voir une différence entre les régimes autoritaires et les régimes totalitaires. Quoi qu'il en soit, l'asymétrie entre faire et défaire ne vient pas simplement de ce qu'« il est plus facile de détruire que de construire » (HB 371). En plus de cet obstacle universel que pose la deuxième loi thermodynamique à tout effort créateur, viennent certains obstacles spécifiquement ivaniens qu'on peut essayer d'énumérer : 1) La tendance déjà citée de toute information à dégénérer en dénonciation ; 2) la tendance à évaluer les solutions d'après leur efficacité idéologique plutôt que d'après leur efficacité technique : on cherche « une solution sociale correcte à un problème économique insoluble » (HB 509) ; 3) l'omniprésence de plans contradictoires, telles l'attitude à l'égard du crime ou la directive : « rehausser le rôle dirigeant des cadres dirigeants et activer l'initiative de base » (HB 140)[39] ; 4) la production systématique de personnalités médiocres, tout au plus capable de bloquer les projets d'autrui ; 5) « L'action des rapports sociaux est telle qu'un problème important est également considéré comme difficile » (HB 440), ce qui fait obstacle aux solutions simples et efficaces ; 6) « Une société amorale dépense une énorme énergie en pure perte » (HB 617), puisque « les hommes attendent le pire » (AR 185) et prennent leurs précautions, contribuant ainsi à réaliser le pire qu'ils redoutent.

On peut énoncer la première loi fondamentale de la vie ivanienne : c'est « la règle bien connue qui veut que celui qui cherche à transformer ne tranforme rien du tout, et que c'est celui qui n'en avait pas l'intention qui le fait » (HB 153). Autrement dit, à Ivanbourg l'espace des possibilités politiques

38. DA I 91 ; DA II 325.

39. Là encore, il semble que la Chine maoïste offre la réalisation la plus complète du cauchemar ivanien.

est vide[40] : il n'y existe que des effets essentiellement secondaires (voir chapitre précédent). Non qu'il ne puisse y avoir de changements, et même des transformations profondes ; simplement, on ne saurait jamais les réaliser de manière délibérée et voulue. C'est que, d'une part, « n'importe quelle décision de la Direction à propos de n'importe quel problème donne toujours le même résultat » (HB 120) et que, d'autre part, « les directives sont un résultat et non une cause » (HB 261). Il faut distinguer solution et résultat de la recherche d'une solution (HB 576), comme il faut aussi « distinguer ce qui est le fruit du temps et ce qui est le fruit du nouveau système social » (HB 406). A Ivanbourg, on sait d'avance que toute tentative de mener une action quelconque déclenche un contre-effort qui l'annule :

> Je n'étais nullement étonné d'apprendre qu'on ait mené deux réunions diamétralement opposées dans leur orientation et qu'on ait adopté des mesures qui se paralysaient mutuellement. Chez nous, c'est dans l'ordre des choses, et j'y suis habitué depuis longtemps. Par exemple, le père de Stoupak reçut son prix Lénine et, le même jour, fut exclu du parti (AR 59-60).

Dans ce régime, la culpabilité se substitue à la causalité. La deuxième loi fondamentale dit en effet que « tous les succès obtenus sous une Direction donnée sont les succès de cette Direction » (HB 121). Ou encore : « Le pouvoir s'attribue tout ce qui est positif et calcule son action de façon à ne jamais être responsable des échecs et des imperfections » (HB 317). Inversement,

> du point de vue de la science (...), il faut parler des causes de tels ou tels phénomènes. Mais, du point de vue officiel, une telle façon de poser le problème est inacceptable. La conscience officielle pose toujours le problème de la culpabilité pour une situation donnée. Et comme, pour la conscience officielle, la culpabilité doit être personnifiée, car on ne peut accuser que des êtres conscients, et non une nature sans vie ou des créatures muettes, le problème prend pour elle une forme encore plus nette : qui est coupable dans une situation donnée ? Du point de vue de la conscience officielle, même la responsabilité des

40. Voir, pour cette notion, *Logic and Society,* chap. 3, notamment p. 49, 56.

> cataclysmes officiels (tremblements de terre, sécheresse, inondations) repose sur des personnes précises (HB 78).

Ainsi l'on obtient la troisième loi : pour tout désastre il y a un coupable hors de la Direction. En un sens, c'est une attitude qui est de tous les temps : comme l'observe Veyne, le souverain est « auteur du bien et n'est pas responsable du mal », même si parfois il est destitué s'il pleut trop sous son régime. Mais, à Ivanbourg, personne n'y croit vraiment. La deuxième et la troisième lois n'expriment pas l'attitude spontanée du peuple, mais constituent des principes de promotion bureaucratique. Donc, le bien qu'il est incapable de faire, le régime en revendique l'honneur ; le mal, qui, seul, est en son pouvoir, il s'en lave les mains.

Je conclus sur le thème de la négation de la négation. A ma connaissance, on n'y trouve qu'une seule référence, mais capitale, dans les travaux de Zinoviev :

> – C'est quand même drôle, dit Dima. Nous sommes au vingtième siècle, dans un pays civilisé, et nous parlons de nous-mêmes comme si nous faisions la description du mode de vie de quelque peuple primitif récemment découvert : ils obtiennent le feu par frottement, se nourrissent de vers et de racines, les femmes font à manger, les hommes chassent avec des javelots...
> – il n'y a rien de drôle à ça, dit Anton. C'est la négation de la négation. Nous sommes précisément des primitifs. Sous un certain rapport, nous nous sommes retrouvés tout en bas de l'histoire humaine. Et nous aurons à refaire tout le chemin qui mène à la naissance et au développement de la civilisation (AR 70).

On voit que Zinoviev entend la négation de la négation dans son acception logique, selon laquelle elle ne fait que rétablir le point de départ. Marx et Zinoviev acceptent également de considérer la révolution communiste comme négation de la négation, le premier dans un sens dialectique [41] et le second dans un sens logique. Le sens dialectique, sans doute, est mal défini ; on est allé jusqu'à dire qu'il n'y en a pas, et que la négation de la négation appartient à ces outils conceptuels qui sont trop

41. *Le Capital,* livre I, in Marx, *Œuvres, Economie I* (Paris : Gallimard 1965), p. 1239-1240.

puissants puisqu'ils n'excluent rien[42]. Or, à mon avis, il est possible de cerner l'essentiel des exemples classiques dans une définition semi-rigoureuse[43]. On peut dire qu'un processus **p-q-r** suit le schéma de la négation de la négation quand 1) n'importe quel couple de deux éléments parmi **p, q, r** sont incompatibles entre eux ; 2) le passage de **p** à **r** est impossible ; 3) le passage de **q** à **p** est impossible ; et 4) il n'y a aucun **q'** (différent de **q**) tel que le passage **p-q'-r** soit possible. Ainsi, l'on ne saurait passer directement du féodalisme au communisme, ni revenir du capitalisme au féodalisme, ni substituer un autre mode de production au capitalisme comme étape intermédiaire entre le féodalisme et le communisme. Pour Zinoviev, l'idée de la négation est à prendre dans un sens plus proche de son acception logique[44], ce qui implique une suite de type **p-q-p.** Ainsi, la troisième condition n'est plus satisfaite :

> En Russie, (...) un mode de vie traditionnel s'est conservé en dépit de tout. Tout comme en Chine. Au siècle dernier, la Russie est entrée dans un processus de rapprochement avec le mode de vie occidental. Mais cela n'a rien donné. La révolution nous a rejetés dans un état de servage. Et ce fut de nouveau l'histoire abjecte et sanglante de l'empire. Combien faudra-t-il de victimes et dans quel marais faudra-t-il plonger pour que le problème de l'abolition du servage redevienne actuel ? (AR 157).

En général, les notions de révolution et de contre-révolution ne sont pas symétriques, en dépit de l'apparence verbale. La révolution contre la révolution contre X ne se fait pas pour rétablir X, et cela pour de bonnes raisons exprimées un jour par Valéry Giscard d'Estaing : « Il n'est certainement pas question de revenir à la situation d'avant 1968, et d'abord parce que la situation d'avant 1968 comportait les conditions qui ont créé 1968 »[45]. Comment donc la révolution soviétique a-t-elle pu rejeter le pays dans un état de servage ? C'est que les change-

42. H.B. Acton, « Dialectical materialism », in *The Encyclopedia of Philosophy* (New York : Macmillan 1967), t. II.

43. Voir aussi *Logic and Society,* p. 60-61.

44. Il est évidemment gênant d'appliquer aux régimes historiques un opérateur qui n'a de sens rigoureux (et il n'y a de sens que rigoureux dans ce domaine) qu'appliqué aux propositions ; aussi faut-il que le lecteur suspende un peu ses facultés critiques et qu'il s'imagine installé dans le monde ivanien où de tels contresens abondent.

45. Interview dans *Le Monde* du 8 janvier 1975.

ments qu'elle lui a fait subir ne furent pas des processus intentionnels et intelligents. Etant donné l'impuissance du régime soviétique à transformer le régime de manière délibérée, il ne reste que les transformations purement causales, dont le résultat n'est voulu par personne. C'est de cette manière qu'on doit imaginer la restauration de l'ordre pré-communiste :

> Je ne veux pas revenir en arrière. Je veux avancer, acceptant ce qui est arrivé comme un fait accompli. La critique du communisme sur le terrain du communisme n'est pas une lutte contre le communisme. Elle ne peut, en son essence, amener la restauration d'un ordre pré-révolutionnaire. C'est plutôt le contraire, c'est justement l'étouffement de la critique du communisme qui est étroitement lié à une tendance à la restauration (AR 348).

Par un processus sourd de dégradation insensible pourra s'instaurer un *troisième servage,* qu'il aurait été impossible de créer de manière délibérée. De façon semblable, seul un processus causal qui effaçerait sa propre mémoire est capable d'engendrer des états tels que la foi, l'innocence, la sincérité ou l'oubli [46]. « L'histoire ne laisse pas de traces. Elle ne laisse que des conséquences qui ne ressemblent en rien aux causes qui l'ont fait naître » (HB 25). Elle est comme un « poème monstrueux » qui « laisse des traces profondes, mais aucun souvenir » (P.483) [47]. Seule une société qui garde vivante la mémoire du passé est capable d'orienter les processus qui informent l'avenir.

---

46. Voir *Le Laboureur et ses enfants,* chap. I.3.
47. Pour cette distinction, voir aussi ma « Note on hysteresis in the social sciences », *Synthese* 33 (1976).

Si vous désirez être tenu au courant de nos publications au moment de leur sortie, veuillez compléter cette carte et nous la retourner.

Nom (en majuscules) ....

....

Prénom ....

Profession ....

Age (facultatif) ....

Adresse (en majuscules) ....

....

....

....

....

Sujets qui vous intéressent :

- ☐ 1 littérature, critique
- ☐ 2 théâtre
- ☐ 3 philosophie
- ☐ 4 sciences humaines
- ☐ 5 histoire
- ☐ 6 documents - actualité
- ☐ 7 esthétique - théorie de l'art - urbanisme

1. Mettre une croix dans la case correspondante

Quel ouvrage des Editions de Minuit avez-vous acheté en dernier lieu ?

....

Nom et adresse de votre libraire ....

....

....

Suggestions : ....

....

....

....

....

....

Date : ....

Les Éditions de Minuit
7, rue Bernard-Palissy
F. 75006 Paris

CHAPITRE III

PSYCHOLOGIE DE TOCQUEVILLE (1)[1]

Tocqueville fut le plus grand penseur politique du XIXe siècle ; jugement qui aurait paru absurde il y a une génération, mais qui aujourd'hui semble plutôt banal. Néanmoins, ceux qui partagent ce jugement ne vont pas forcément accepter les raisons pour lesquelles je le fais mien. A mon avis, on ne peut pas dégager de théories générales de grande portée de l'œuvre de Tocqueville. Ou bien, si parfois on peut le faire, ce n'est pas là mon souci majeur. C'est que chez lui les détails sont plus intéressants que l'ensemble, les raisonnements plus puissants que les conclusions, les mécanismes partiels plus robustes que les théories générales. Cette prémisse, dont le bien-fondé reste évidemment à démontrer, m'a dicté une lecture détaillée des textes dont le but est de dégager les *topoi, patterns, Gestalten,* bref, les *mécanismes* de sa pensée. Chacun de ces motifs comprend un enchaînement causal qu'on peut retrouver dans des contextes très différents.

C'est un fait remarquable que Tocqueville a maîtrisé de matière inégalée trois registres d'analyses très différents. D'abord il y a, dans la *Démocratie,* l'analyse des équilibres. Pour l'essentiel, l'objet de ce livre est de peindre les mœurs et les institutions telles qu'elles apparaissent quand « la société démocratique est enfin assise » (DA II 251). C'est en effet une thèse majeure du livre qu'il faut distinguer les effets de transition des effets d'équilibre[2]. Tocqueville explique longuement aux Fran-

1. Ce chapitre et le suivant s'inspirent très largement d'une collaboration avec Stephen Holmes, vieille de bientôt dix ans, qui va aboutir un jour, nous l'espérons, à un livre.

2. Voir là-dessus mon « Consequences of constitutional choice : Reflections on Tocqueville », in J. Elster et R. Slagstad (eds.), *Constitutionalism and Democracy* (Cambridge University Press 1988).

çais qu'il ne faut pas confondre l'effet souvent néfaste du processus par lequel les conditions s'égalisent et l'effet de l'égalité elle-même. Dans *L'Ancien Régime,* Tocqueville prend pour objet la longue durée, c'est-à-dire les processus de transition qui aboutissent à l'établissement d'un nouvel équilibre. Dans les *Souvenirs,* enfin, il s'agit évidemment de l'histoire événementielle. Les blocs élémentaires de l'explication sont les mêmes dans ces trois registres. Il s'agit toujours et partout de mécanismes et d'agencements psychologiques. Dans le court terme, les désirs et les croyances des hommes sont donnés et comme figés pour l'analyse[3]. Ils offrent l'explication des actions humaines sans être eux-mêmes objet d'explication. Dans le long terme, et dans l'équilibre, les désirs et les opinions requièrent une explication, et ils la reçoivent en effet chez Tocqueville. Dans cette analyse d'équilibre, *tout est endogène* : l'état social, les lois, les institutions, la religion, les opinions, les habitudes, les normes sociales, et les passions. Tout se tient : l'explication de chaque partie renvoie à toutes les autres. A vrai dire, on verra que Tocqueville n'a pas entièrement compris la logique de l'équilibre, puisqu'il n'a fait qu'entrevoir l'idée de la causalité réciproque. C'est pourtant une défaillance mineure, qui se laisse réparer d'une manière tout à fait conforme à ses idées.

Ce chapitre et le suivant traiteront donc de la « Psychologie de Tocqueville », expression qui peut se comprendre en deux sens distincts. D'abord il y a la psychologie de Tocqueville lui-même — de l'écrivain, et non pas de l'homme politique. Il est tout à fait possible, comme le suggère André Jardin, qu'il ait été un enfant gâté, et qu'en politique il ait échoué par excès d'ambition[4]. Les portraits qu'il esquisse de lui-même dans les *Souvenirs* sont à cet égard doublement révélateurs : d'abord puisqu'il en est l'objet, et ensuite puisqu'il en est le peintre. Mais c'est un portrait de l'écrivain que je vais essayer de dresser, plutôt que de l'homme politique ou de l'homme privé, et les détails de ce portrait se dégagent surtout quand il écrit sur autre chose que lui-même. Plus précisément, j'essaierai de faire

3. Je simplifie. Dans les *Souvenirs,* Tocqueville montre que les croyances et les aspirations des hommes politiques sont sans cesse modifiées par les événements. Mais, ce sont là des changements éphémères, qu'il ne faut pas confondre avec la transformation lente et durable de la psychologie collective d'un peuple.

4. A. Jardin, *Tocqueville* (Paris : Hachette 1984), p. 43, 289.

comprendre la psychologie de l'auteur de la *Démocratie*. Dans aucune autre œuvre les préjugés et les contradictions de Tocqueville ne sont si nettement exposés ; c'est un livre de jeune homme, avec toute l'exubérance et la fierté irrépressible de son âge. Plus tard, il est parvenu à se discipliner, même dans cet ouvrage coquettement présenté comme une improvisation que sont les *Souvenirs*.

Ensuite il y a les théories psychologiques proposées et déployées par Tocqueville, ou plutôt le répertoire de mécanismes psychologiques qu'il a établi. Je renvoie sur ce point aux remarques de l'Introduction, et notamment à l'idée que le progrès, dans les sciences sociales, ne consiste pas dans l'élaboration de théories toujours plus simples, générales et puissantes, mais plutôt dans l'allongement du questionnaire. Tocqueville nous fait prendre conscience de modalités causales que, sans lui, nous aurions ignorées ; qui ne sont pas des théories au sens strict, mais qui ne sont pas non plus de simples descriptions. Laissez-moi indiquer d'emblée un morceau de bravoure, l'analyse dans la *Démocratie* de l'échec apparent des mariages d'inclination. Je ne me fais pas d'illusion : ces passages ne produiront pas chez le lecteur la même excitation d'esprit presque intolérable que j'ai éprouvée moi-même en les lisant la première fois ; la chimie intellectuelle subit trop les lois de l'idiosyncratie pour que je puisse en douter. J'espère néanmoins qu'on reconnaîtra dans les raisonnements qu'on va lire ce *potentiel de généralisation* qu'on ne retrouve que chez les très grands auteurs. Tout le monde peut consacrer à sa vie à bâtir une théorie magistrale, qui pourra se révéler fausse et vite périmée ; le don d'exposer, en quelques lignes, une analyse causale précise et féconde est autrement rare.

Tocqueville part de la constatation suivante : « Comme [nos pères] s'étaient aperçus que le petit nombre de mariages d'inclination qui se faisaient de leur temps avaient presque toujours eu une issue funeste, ils en avaient conclu résolument qu'en pareille matière il était très dangereux de consulter son propre cœur » (DA II 214). Il conteste la logique de cette inférence par trois arguments distincts.

Premièrement, les problèmes de la démocratie se laissent résoudre à condition d'y ajouter plus de démocratie : « Il faut une éducation démocratique pour garantir la femme des périls dont les institutions et les mœurs de la démocratie l'environne » (DA II 208). Il est vrai que, si les femmes étaient sans lumières, les mariages d'inclination seraient désastreux, comme ils le sont en effet lorsque cet événement se produit dans une société aristocratique. Mais l'éducation des femmes est un effet endogène de la démocratie qui réduit le danger des mariages d'inclination, produits eux aussi de la démocratie. C'est un *topos* constant de la *Démocratie* : la démocratie corrige elle-même les excès de la démocratie. On en trouvera divers exemples au chapitre suivant. Un autre motif constant va dans le sens opposé : pour corriger les excès de la démocratie, il faut lui imposer des freins qui sont étrangers à sa nature, tels le bicaméralisme, les élections indirectes, la sauvegarde des droits individuels, le respect des formes, l'indépendance de la magistrature, et ainsi de suite. Deux *topoi* opposés ne sauraient se contredire, dans la mesure où ils indiquent des possibilités plutôt que des nécessités. C'est pourquoi on ne saurait trouver chez Tocqueville une théorie de la démocratie, mais plutôt un répertoire de mécanismes démocratiques.

Deuxièmement, Tocqueville fait voir que l'inférence reste sur un sophisme. Supposons que, dans une société aristocratique, deux jeunes gens fassent un mariage d'inclination, étant tous les deux parfaitement éclairés. Ils ne manqueront pas en ce cas de rencontrer l'hostilité de leurs amis et de leurs proches, ce qui, à la longue, les rendra nécessairement malheureux. Dans une société où ces mariages seraient la règle plutôt que l'exception, il n'y aurait pas d'hostilité, et donc pas de malheur non plus.

Troisièmement, il révèle un second mécanisme qui explique pourquoi l'on ne saurait généraliser à partir de cas exceptionnels. Pour faire un mariage d'inclination dans une société où cette pratique est exceptionnelle, il faut avoir « dans l'esprit une certaine disposition violente et aventureuse » (DA II 215). Or il est évident, ajoute-t-il, que les gens dotés d'une telle disposition ne sont pas faits pour le bonheur, dans le mariage ou ailleurs ; et l'on peut ajouter qu'une alliance de *deux* tempéraments violents transforme la probabilité de désastre en certitude.

Ces derniers raisonnements sont tout à fait remarquables. Dans les deux cas il s'agit de réfuter le sophisme de composition, c'est-à-dire l'idée que ce qui est vrai pour n'importe quel individu pris isolément l'est aussi pour tous les individus pris ensemble. Le premier argument fait appel à un effet proprement causal : le fait de ne pas agir comme les autres met en œuvre un processus causal qui finit par changer l'individu. Le deuxième fait appel à un effet d'échantillonnage : si quelqu'un n'agit pas comme les autres, c'est sans doute qu'il diffère déjà d'eux. La distinction est fondamentale et se révèle féconde dans de nombreux contextes[5].

Ces diverses observations sont faites en passant, comme toujours chez Tocqueville. Il n'insiste pas sur leur potentiel de généralisation, mais laisse au lecteur le soin d'y réfléchir lui-même. On trouve ici l'une des principales causes de l'excitation intellectuelle que provoque la lecture de Tocqueville. Il nous présente une succession de petits raisonnements quasi descriptifs dont la structure logique est si lucide, profonde et surprenante que tout autre auteur les aurait annoncés en fanfare. On peut penser que Tocqueville savait très bien ce qu'il faisait, mais que c'est son orgueil — d'historien ou d'aristocrate — qui l'a incité à masquer ainsi l'armature de son argumentation.

Considérant maintenant la psychologie de Tocqueville écrivain, je vais me pencher d'abord sur les clichés moraux qui parfois entravent sa pensée, pour passer ensuite à ce qu'on peut appeler son style cognitif. Si les préjugés de Tocqueville sautent aux yeux, ils se révèlent, en fin de compte, d'une importance assez réduite. Pour le style cognitif, c'est le contraire. Il faut un travail patient pour dégager les contradictions qui fourmillent dans sa pensée mais, une fois qu'on s'en est aperçu, elles

---

5. Pour la distinction générale entre l'« effet de répercussion » et l'« effet d'échantillonnage », voir W. Feller, *An Introduction to Probability Theory,* t. 1, 3e éd. (New York : Wiley 1968), p. 199 sq. Pour une application, considérons le problème du chômage. On sait que plus longtemps un individu sera chômeur, moins il aura de chances d'être réembauché. Ce fait peut s'expliquer soit par l'effet de répercussion : l'expérience du chômage modifie l'individu et le rend moins apte au travail ; soit par l'effet d'échantillonnage : ceux dont l'aptitude au travail est naturellement moindre tendent à rester chômeurs plus longtemps et ont aussi des difficultés à se faire réembaucher. (Pour plus de détails, voir mon « Is there (or should there be) a right to work ? », in A. Guttman (ed.), *Democracy and the Welfare State,* Princeton University Press 1988.) La fréquence de mobilité sociale (voir R. Boudon, *Mathematical Structures of Social Mobility,* Amsterdam : Elsevier 1973) ou la durée de traitement dans les hôpitaux psychiatriques (voir S. Gullestad et F. Tschudi, « Labelling theory of mental illness », *Psychiatry and Social Science* 2 (1982)) se laissent également analyser selon les deux modèles.

commandent toute la lecture qu'on peut désormais faire de son œuvre, et surtout de la *Démocratie*.

Dans l'univers mental de Tocqueville il y a trois choses envers lesquelles son attitude spontanée est de respect et d'affection : l'aristocratie, la monarchie et la masculinité. Bien qu'il ait souvent des mots durs pour les rois et les nobles, son affection pour eux aboutit parfois à gauchir sa pensée. Mais les références innombrables aux vertus « mâles et viriles » ne sont contrebalancées chez lui par aucune critique de la domination masculine ou de la soumission féminine.

Discutons sur les textes, et commençons par la juxtaposition de deux passages de la *Démocratie*. « Quand les rois voient le cœur des peuples qui vient au-devant d'eux, ils sont cléments parce qu'ils se sentent forts ; et ils ménagent l'amour de leurs sujets parce que l'amour des sujets est l'appui du trône » (DA I 327). C'est de toute évidence un texte idyllique et romantique. Certes, il ne va pas jusqu'à dire que les rois agissent par amour du peuple, mais il suggère nettement l'idée d'un contrat social mutuellement bénéfique. Or, ailleurs, Tocqueville fait une observation tout autrement réaliste et brutale :

> En vain objectera-t-on que l'intérêt bien entendu du peuple est de ménager la fortune des riches, parce qu'il ne tarderait pas à se ressentir de la gêne qu'il ferait naître. Mais l'intérêt des rois n'est-il pas aussi de rendre leurs sujets heureux, et celui des nobles de savoir ouvrir à propos leurs rangs ? Si l'intérêt éloigné pouvait prévaloir sur les passions et les besoins du moment, il n'y aurait jamais eu de souverains tyranniques ni d'aristocratie exclusive (DA I 217)[6].

Considérons maintenant quatre exemples d'une idée qui joue un rôle très important dans la pensée de Tocqueville : la servitude volontaire. Le phénomène est ambigu : d'une part Tocqueville déteste la servitude, mais d'autre part il respecte

---

6. Ou encore : « Si, depuis le commencement du monde, les peuples et les rois n'avaient eu en vue que leur utilité réelle, on saurait à peine ce que c'est que la guerre parmi les hommes » (DA I 400). C'est sans doute exagéré. Les conflits ouverts — telles les guerres ou les grèves — ont souvent leur source dans les passions « aveugles » et « irréfléchies » que Tocqueville oppose à l'intérêt bien entendu. Or même la rationalité parfaite et mutuelle engendre souvent des conflits, pour des raisons très variées dont la plus importante est sans doute la présence d'une information incomplète ou asymétrique.

tout engagement volontaire. On va voir que ses préjugés naturels le font pencher tantôt vers une évaluation positive, tantôt vers une attitude critique.

Commençons par deux exemples décrits en termes nettement péjoratifs. Dans son analyse de l'esclavage aux Etats-Unis, il remarque que « le nègre (...) admire ses tyrans plus encore qu'il ne les hait, et trouve sa joie et son orgueil dans la servile imitation de ceux qui l'oppriment » (DA I 332-333), et pose la question suivante : « Appellerai-je un bienfait de Dieu ou une dernière malédiction de sa colère, cette disposition de l'âme qui rend l'homme insensible aux misères extrêmes, et souvent lui donne même une sorte de goût dépravé pour la cause de ses malheurs ? » (DA I 332). Il est clair que Tocqueville penche vers la deuxième réponse.

Ailleurs il parle de la vie des associations politiques en Europe :

> Les membres de ces associations répondent à un mot d'ordre comme des soldats en campagne ; ils professent le dogme de l'obéissance passive, ou plutôt, en s'unissant, ils ont fait d'un seul coup le sacrifice entier de leur jugement et de leur libre arbitre : aussi règne-t-il souvent dans le sein de ces associations une tyrannie plus insupportable que celle qui s'exerce dans la société au nom du gouvernement qu'on attaque. Cela diminue beaucoup leur force morale. Elles perdent ainsi le caractère sacré qui s'attache à la lutte des opprimés contre les oppresseurs. Car celui qui consent à obéir servilement en certains cas à quelques-uns de ses semblables, qui leur livre sa volonté et leur soumet jusqu'à sa pensée, comment celui-là peut-il prétendre qu'il veut être libre ? (DA I 200-201).

J'en arrive maintenant aux deux exemples où la servitude volontaire est évoquée en termes positifs. Le premier concerne les rapports entre le roi et ses sujets : « On a vu des peuples mettre une espèce de plaisir et d'orgueil à sacrifier leur volonté à celle du prince et placer ainsi une sorte d'indépendance d'âme jusqu'au milieu même de l'obéissance » (DA I 268). Ou encore : « Il fut un temps, sous l'ancienne monarchie, où les Français éprouvaient une sorte de joie en se sentant livrés sans recours à l'arbitraire du monarque » (DA I 246).

Tocqueville fait un raisonnement presque identique pour glorifier la soumission de la femme à l'homme dans le mariage :

« On peut dire que c'est dans l'usage de l'indépendance qu'elle a puisé le courage d'en subir sans lutte et sans murmure le sacrifice, quand le moment est venu de se l'imposer » (DA II 210). Ou encore : « Je n'ai pas remarqué que les Américaines considérassent l'autorité conjugale comme une usurpation heureuse de leurs droits, ni qu'elles crussent que ce fût se baisser de s'y soumettre. Il m'a semblé voir, au contraire, qu'elles se faisaient une sorte de gloire du volontaire abandon de leur volonté, et qu'elles mettaient leur grandeur à se plier d'elles-mêmes au joug et non à s'y soustraire » (DA II 220). Il ajoute pourtant : « C'est là, du moins, le sentiment qu'expriment les plus vertueuses : les autres se taisent. » C'est qu'il n'était sans doute pas entièrement dupe de son propre raisonnement, et soupçonnait un brin de mauvaise foi dans sa glorification de la servitude volontaire de la femme.

Quoi qu'il en soit, le parti pris idéologique ou affectif semble clair. Si Tocqueville avait été d'une autre disposition politique, il aurait pu prononcer l'éloge de l'abdication de toute volonté personnelle par les révolutionnaires dans un parti léniniste, et il aurait dénoncé en revanche l'hypocrisie de la thèse selon laquelle les sujets du roi ou les femmes mariées mettent leur orgueil dans le sacrifice de la leur. Cela dit, la distinction tracée n'est pas sans importance. Parfois, comme le dit Pascal, il n'est rien de si conforme à la raison qu'un désaveu de la raison. Mais il faut tracer avec plus de précision que ne le fait Tocqueville les conditions dans lesquelles l'abdication de la volonté est choisie plutôt que subie.

A vrai dire, il s'agit là de plusieurs phénomènes distincts. D'abord, il y a l'adaptation à un état de soumission inévitable, adaptation qui s'opère « derrière le dos » de l'individu, par un processus causal qu'il ignore et que sans doute il aurait recusé s'il l'avait compris. Ensuite il y a la modification planifiée du caractère dont le but coïncide avec le résultat du premier processus[7], même si ce processus est tout différent. Ici on fait sienne la prière stoïque : que Dieu nous donne la sérénité

7. Il y a pourtant deux différences à signaler. D'une part, l'adaptation inconsciente tend vers la sur-adaptation (voir chap. I ci-dessus); d'autre part, l'adaptation consciente cherche la consonance du possible et du désirable en rendant plus doux les citrons qu'on a dans la main, plutôt qu'en rendant plus verts les raisins qu'on ne peut attraper.

d'accepter ce que nous ne saurions changer, le courage de changer ce qui est dans notre pouvoir, et la sagesse de reconnaître la différence. Puis il y a la décision d'accepter un état de soumission *évitable,* quand et parce que la rationalité instrumentale l'exige[8]. Enfin on peut prendre cette même décision pour des raisons autres que rationnelles : en entrant, par exemple, dans une secte religieuse ou politique pour trouver, en échange de sa volonté, la libération d'un doute qu'on ne peut plus supporter ou le remplissage d'un vide social. Lorsque Tocqueville répartit les exemples cités entre ces diverses modalités de la servitude volontaire, c'est en fonction de partis pris idéologiques et émotionnels plutôt que d'analyses psychologiques.

Pour lui, le bonheur du plus grand nombre l'emporte sur la grandeur du petit nombre. « Il est naturel de croire que ce qui satisfait le plus les regards de ce créateur et de ce conservateur des hommes, ce n'est point la prospérité singulière de quelques-uns, mais le plus grand bien-être de tous : ce qui me semble une décadence est donc à ses yeux un progrès ; ce qui me blesse lui agrée. L'égalité est moins élevée ; mais elle est plus juste, et sa justice fait sa grandeur et sa beauté » (DA II 337-338). Les manières de l'aristocratie peuvent embellir la vertu et même donner l'illusion de se substituer à elle, mais, au fond, c'est une apparence mensongère (DA II 228). Telle est du moins la pensée de Tocqueville quand il est mesuré. Dans d'autres passages, il suit sa pente naturelle — pour employer une expression tocquevilienne :

> Ce qu'il y a de plus fixe au monde dans ses vues, c'est une aristocratie. La masse du peuple peut être séduite par son ignorance ou ses passions ; on peut surprendre l'esprit d'un roi et le faire vaciller dans ses projets ; et d'ailleurs un roi n'est point immortel. Mais un corps aristocratique est trop nombreux pour être capté, trop peu nombreux pour céder aisément à l'enivrement de passions irréfléchies. Un corps aristocratique est un homme ferme et éclairé qui ne meurt point (DA I 240).

On dirait qu'il n'a jamais entendu parler d'un corps d'aristocrates divisés. On peut dire sans doute que les opinions d'une aristocratie sont fermes, mais sont-elles éclairées ? Ne suivent-elles pas plutôt aveuglément des préjugés et des codes d'hon-

8. Voir *Le laboureur et ses enfants,* chap. II, ainsi que *Karl Marx,* chap. 7.1.4.

neur irréfléchis ? Il est vrai sans doute que les aristocraties ont des opinions durables, qui ne changent que très lentement, mais cela n'implique pas qu'elles se comportent en vue d'un avenir éloigné. Loin d'agir en pensant aux conséquences lointaines de l'action, elles les ignorent et ne se réfèrent qu'à l'honneur ; j'y reviendrai au chapitre suivant.

Je cite encore un exemple de son attitude parfois sentimentale envers les nobles : « Placé à une distance immense du peuple, les nobles prenaient cependant au sort du peuple cette espèce d'intérêt bienveillant et tranquille que le pasteur accorde à son troupeau » (DA I 6). Là encore, il est capable de vues moins idéalisées :

> Lorsque les chroniqueurs du Moyen Age, qui tous, par leur naissance ou leurs habitudes, appartenaient à l'aristocratie, rapportent la fin tragique d'un noble, ce sont des douleurs infinies ; tandis qu'ils racontent tout d'une haleine et sans sourciller le massacre et les tortures des gens du peuple. Ce n'est point que ces écrivains éprouvassent une haine habituelle ou un mépris systématique pour le peuple. La guerre entre les diverses classes de l'Etat n'était point encore déclarée. Ils obéissaient à un instinct plus qu'à une passion ; comme ils ne se formaient pas une idée nette des souffrances du pauvre, ils s'intéressaient faiblement à son sort (DA II 172).

Dans les *Souvenirs,* Tocqueville affirme qu'il est incapable de se tromper lui-même, à la différence des autres hommes politiques :

> On les accuse souvent d'agir sans conviction ; mon expérience m'a montré que cela était bien moins fréquent qu'on ne l'imagine. Ils possèdent seulement la faculté précieuse et même quelquefois nécessaire en politique de se créer des convictions passagères suivant leurs passions et leurs intérêts du moment, et ils arrivent ainsi à faire assez honnêtement des choses assez peu honnêtes. Malheureusement je n'ai jamais pu parvenir à éclairer mon intelligence par ces lumières particulières et artificielles, ni à me figurer aisément que mon avantage fût conforme au bien général (S 104-105).

Adopter par intérêt des convictions passagères n'est pas la seule forme de mauvaise foi ; laisser modifier son interprétation des faits par les préjugés ambiants en est une autre. Ainsi, c'est par un préjugé de noble qu'il ne voit pas toujours les préjugés des nobles. Il n'y a à cela rien de remarquable. Ce qui surprend, c'est qu'il soit aussi généralement capable de s'affranchir des clichés, des stéréotypes et des préjugés pour adopter des vues réalistes, parfois brutales, sur la classe à laquelle il appartient. Le seul sujet où il reste entièrement prisonnier de ses préjugés concerne les femmes. Il dit, à propos de George Sand, qu'il « déteste les femmes qui écrivent » (S 150) ; c'est sans doute que celles-ci réclament « bruyamment les droits de la femme en foulant aux pieds [leurs] plus saints devoirs » (DA II 221). A cette exception près, ses attitudes instinctives et émotionnelles sont le plus souvent maîtrisées ; elles servent de matière première à l'analyse, sans la dominer.

Je passe maintenant au style cognitif de Tocqueville. Le fait le plus frappant pour quelqu'un qui lit de près la *Démocratie* c'est, je viens de le dire, l'énergie intoxicante de sa pensée. Or, lorsqu'on s'est remis de ce premier choc intellectuel, on en reçoit un deuxième en découvrant combien ce texte contient d'ambiguïtés et même de contradictions flagrantes. Il faut le dire très clairement : il n'y a pas d'autre grand penseur qui se contredise aussi nettement, aussi souvent, sur des questions aussi centrales.

Je vais distinguer, avec une précision quelque peu artificielle et qu'il ne faut pas prendre trop au sérieux, *sept variétés de contradictions* chez Tocqueville. Certaines s'excusent assez facilement ; d'autres au moins s'expliquent ; reste un bon nombre de contradictions brutes témoignant d'une myopie intellectuelle qui est parfois l'autre face de l'effort concentré. Outre l'intérêt exégétique que peut offrir la mise à nu de ces contradictions, la démonstration va illustrer la distinction entre théorie et mécanismes avancée dans l'Introduction. Je vais proposer un certain nombre de *principes de décodage* qui permettront de transformer ce qui apparaît d'abord comme une théorie contradictoire en plusieurs mécanismes tout à fait compatibles entre eux.

La première catégorie de contradictions est celles qu'on peut déceler entre le premier et le second volume de la *Démocratie*. Il arrive assez souvent dans le second volume que Tocqueville revienne sur ses pas, en reprenant une thèse du premier, pour la répéter, la compléter ou la contredire. Il fait, par exemple, deux analyses distinctes de l'attitude à l'égard des faillites aux Etats-Unis. Dans le premier volume nous lisons :

> Aux Etats-Unis il n'existe pas de législation relative aux banqueroutes frauduleuses. Serait-ce parce qu'il n'y a pas de banqueroutes ? Non, c'est au contraire parce qu'il y en a beaucoup. La crainte d'être poursuivi comme banqueroutier surpasse, dans l'esprit de la majorité, la crainte d'être ruiné par les banqueroutes (DA I 234).

Dans le second volume, il explique le même fait par la faveur accordée à l'audace en matière d'industrie :

> Or, toute entreprise audacieuse compromet la fortune de celui qui s'y livre et la fortune de tous ceux qui se fient à lui. Les Américains, qui font de la témérité commerciale une sorte de vertu, ne sauraient, en aucun cas, flétrir les téméraires. De là vient qu'on montre, aux Etats-Unis, une indulgence si singulière pour le commerçant qui fait faillite (DA II 244).

La première analyse suggère un choix rationnel derrière l'incertitude ou, si l'on veut, le voile d'ignorance. La deuxième propose plutôt une explication fonctionnaliste : toute société se donne les normes et les attitudes qui favorisent sa prospérité ; j'en reparlerai au chapitre suivant.

On trouve un autre exemple de contradiction entre les deux volumes dans les analyses que fait Tocqueville du travail intellectuel. Dans le premier volume, il nous propose une analyse qui est plus frappante que convaincante :

> En Amérique, la plupart des riches ont commencé par être pauvres ; presque tous les oisifs ont été, dans leur jeunesse, des gens occupés ; d'où il résulte que, quand on pourrait avoir le goût de l'étude, on n'a pas le temps de s'y livrer ; et que, quand on a acquis le temps, on n'en a plus le goût (DA I 80).

Dans le deuxième volume, il a mis de l'eau dans son vin :

> Les sociétés démocratiques et libres renfermeront (...) toujours dans leur sein une multitude de gens opulents et aisés (...). Ces hommes ne seront point étroitement renfermés dans les préoccupations de la vie matérielle et ils pourront (...) se livrer aux travaux et aux plaisirs de l'intelligence : ils s'y livreront donc ; car s'il est vrai que l'esprit humain penche par un bout vers le

borné, le matériel et l'utile, de l'autre, il s'élève naturellement vers l'infini, l'immatériel et le beau (DA II 44).

Un troisième exemple concerne l'analyse du grand nombre de journaux aux Etats-Unis. Dans le premier volume, Tocqueville écrit :

> Aux Etats-Unis il n'y a pas de patentes pour les imprimeurs, de timbre, ni d'enregistrement pour les journaux ; enfin la règle des cautionnements est inconnue. Il résulte de là que la création d'un journal est une entreprise simple et facile ; peu d'abonnés suffisent pour que le journaliste puisse couvrir ses frais ; aussi le nombre de périodiques ou semi-périodiques, aux Etats-Unis, dépasse-t-il toute croyance (DA I 189).

Dans le second volume, cette idée est explicitement rejetée :

> On croit généralement en France et en Angleterre qu'il suffit d'abolir les impôts qui pèsent sur la presse pour augmenter indéfiniment les journaux. C'est exagérer beaucoup les effets d'une semblable réforme. Les journaux ne se multiplient pas seulement suivant le bon marché, mais suivant le besoin plus ou moins répété qu'un grand nombre d'hommes ont de communiquer ensemble et d'agir en commun (DA II 120).

Il est tout à fait normal pour un auteur de se contredire sur des points relativement mineurs lorsqu'il y revient à cinq ans d'intervalle. Dans le cas de Tocqueville, ce qui est plus surprenant, c'est qu'il ne semble pas s'en apercevoir. Serait-ce l'amour-propre de l'écrivain qui l'empêche de signaler à ses lecteurs qu'il a changé d'avis ? Je ne pense pas que cette explication soit la bonne, puisqu'il lui arrive de se contredire de manière beaucoup plus sérieuse à l'intérieur d'un même volume, on le verra plus loin.

La deuxième catégorie de contradiction se produit lorsque Tocqueville glisse de l'analyse de ce qui est américain à l'analyse de ce qui est démocratique, et inversement. Cette distinction ne lui avait évidemment pas échappé ; c'est un thème qui égale presque en importance son souci de ne pas confondre l'effet de l'égalité et l'effet des conditions qui s'égalisent. Il dit par exemple qu'« en Amérique, la conscription est inconnue ; on y enrôle les hommes à prix d'argent. Le recrutement forcé est tellement contraire aux idées, et si étranger aux habitudes du peuple des Etats-Unis, que je doute qu'on osât jamais l'introduire dans les lois » (DA I 232). Plus tard, dans le deuxième volume, il affirme que « les peuples démocratiques sont donc bientôt amenés à renoncer au recrutement volontaire, pour avoir recours à l'enrôlement forcé » (DA II 277). L'explication est simple : c'est que les Etats-Unis sont parmi les rares pays qui peuvent se payer le luxe d'avoir une armée relativement restreinte, puisque leur situation géographique leur assure de ne pas avoir d'ennemis. Là, il n'y a pas l'ombre d'une contradiction.

D'autres passages sont plus ambigus à cet égard. Dans le deuxième volume, on a souvent l'impression que Tocqueville glisse insensiblement d'observations sur l'Amérique à des remarques générales qui s'appliquent mal aux Etats-Unis et semblent plutôt porter sur la France, rarement nommée bien que toujours présente. En France, on observe *in statu nascendi* ce que sera la démocratie à l'état pur, telle qu'elle est engendrée par la quête obsessionnelle de l'égalité, laquelle n'est satisfaite que dans la sujétion commune. La démocratie américaine est exceptionnelle en ce qu'elle est bâtie sur le gouvernement local et une multitude d'autres corps intermédiaires qui s'opposent au nivellement et favorisent la liberté et la participation politique. Le second volume aurait dû s'appeler « De la démocratie » tout court, épargnant ainsi à Tocqueville la nécessité de partir toujours des conditions propres aux Etats-Unis. Or il a retenu le cadre conceptuel du premier volume, ce qui, visiblement, gêne sa pensée.

Cette confusion est facile à constater dans le chapitre « Pourquoi on trouve aux Etats-Unis tant d'ambitieux et si peu de grandes agitations ». Tocqueville y suggère, comme l'une des explications, l'impatience des hommes démocratiques. « Ce qui empêche aussi que les hommes des temps démocratiques ne se livrent aisément à l'ambition des grandes choses, c'est le temps qu'ils prévoient devoir s'écouler avant qu'ils soient en état de les entreprendre » (DA II 252). Ou encore : « Entre eux et le vaste et final objet de leurs désirs, ils voient une multitude de petites barrières intermédiaires » (DA II 253). Tocqueville affirme donc que non seulement les hommes démocratiques en général mais aussi les Américains nommés dans le titre souffrent de l'impatience comme d'un mal endémique. Or, dans les deux chapitres sur l'intérêt bien entendu, il dit que « la doctrine de l'intérêt bien entendu n'est (...) pas nouvelle ; mais chez les Américains de nos jours, elle a été universellement admise ; elle y est devenue populaire : on la retrouve au fond de toutes les actions » (DA II 128). En vertu de cette doctrine, l'Américain est capable de « sacrifier sans efforts le plaisir du moment à l'intérêt permanent de toute sa vie » (DA II 132).

Dans ce même chapitre sur les ambitions aux Etats-Unis, on lit le passage doublement absurde que voici :

> Par haine du privilège et par embarras du choix, on en vient à contraindre tous les hommes, quelle que soit leur taille, à passer au travers d'une même filière, et on les soumet tous indistinctement à une multitude de petits exercices préliminaires, au milieu desquels leur jeunesse se perd et leur imagination s'éteint ; de telle sorte qu'ils désespèrent de pouvoir jamais jouir pleinement des biens qu'on leur offre ; et, quand ils arrivent enfin à pouvoir faire des choses extraordinaires, ils en ont perdu le goût.
>
> En Chine, où l'égalité des conditions est très grande et très ancienne, un homme ne passe d'une fonction publique à une autre qu'après s'être soumis à un concours. Cette épreuve se rencontre à chaque pas de sa carrière, et l'idée en est si bien entrée dans les mœurs que je me souviens d'avoir lu un roman chinois où le héros, après beaucoup de vicissitudes, touche enfin le cœur de sa maîtresse en passant un bon examen. De grandes ambitions respirent mal à l'aise dans une semblable atmosphère (DA II 253).

L'idée que se fait Tocqueville de l'égalité chinoise est évidemment inexacte, mais ne gêne pas vraiment le raisonnement. L'idée que les Américains sont contraints de passer une multitude de concours et d'examens est non moins ridicule, et contredit les passages où Tocqueville dresse une opposition très nette entre les Etats-Unis et la Chine[9]. Mais il ne faut pas prendre Tocqueville à la lettre, car sa vraie cible dans ces passages est la France plutôt que les Etats-Unis. Pour faire disparaître les contradictions, il suffit d'y appliquer un principe de décodage assez simple, qui consiste à lire « Français » pour « démocratique » et même parfois pour « Américain ».

La troisième catégorie de contradictions est plus intéressante

9. Voir DA I 91, DA II 51-52.

d'un point de vue méthodologique. Elle prend la forme suivante. A est la cause de B. A est également la cause de C. Pourtant, B et C sont incompatibles entre eux. Ainsi, la démocratie produit à la fois l'indépendance d'esprit et le conformisme ; l'orgueil et la soumission. Le deuxième volume de la *Démocratie* ouvre sur l'affirmation très forte que voici : « Dans la plupart des opérations de son esprit, chaque Américain n'en appelle qu'à l'effort individuel de sa raison. L'Amérique est donc l'un des pays du monde où l'on étudie le moins et où l'on suit le mieux les préceptes de Descartes » (DA II 11). Et Tocqueville explique ensuite comment cette indépendance méthodique de l'esprit est une conséquence directe de l'égalité. Pourtant, le chapitre suivant va dans une direction tout opposée, lorsqu'il affirme qu'« à mesure que les citoyens deviennent plus égaux et plus semblables, le penchant de chacun à croire aveuglément un certain homme ou une certaine classe diminue. La disposition à en croire la masse augmente, et c'est de plus en plus l'opinion qui mène le monde. Non seulement l'opinion commune est le seul guide qui reste à la raison individuelle chez les peuples démocratiques ; mais elle a chez ces peuples une puissance infiniment plus grande que chez nul autre » (DA II 18). Et il conclut : « Je vois clairement dans l'égalité deux tendances : l'une qui porte l'esprit de chaque homme vers des pensées nouvelles, et l'autre qui le réduirait volontiers à ne plus penser » (DA II 19).

Plus loin il explique, par un raisonnement semblable, comment l'égalité conduit l'homme en deux directions différentes : d'une part, « son indépendance le remplit de confiance et d'orgueil au sein de ses égaux », mais, d'autre part, « sa débilité lui fait sentir (...) le besoin d'un secours étranger » (DA II 301), à savoir l'Etat. Il est clair ici qu'il pense à la France plutôt qu'aux Etats-Unis, puisque l'Etat s'y substitue à l'opinion publique. Dans les deux cas, la démarche est la même : l'égalité démocratique suggère aux hommes à la fois l'indépendance totale et la dépendance la plus complète.

De manière semblable, la démocratie produit à la fois la religion et le doute. D'une part, « les hommes qui vivent dans ces temps de l'égalité sont donc difficilement conduits à placer l'autorité intellectuelle à laquelle ils se soumettent en dehors et au-dessus de l'humanité. C'est en eux-mêmes ou dans leurs semblables qu'ils cherchent d'ordinaire les sources de la vérité » (DA II 17). D'autre part, « pour moi, je doute que l'homme puisse jamais supporter à la fois une complète indépendance religieuse et une entière liberté politique ; et je suis porté à penser que, s'il n'a pas de foi, il faut qu'il serve, et, s'il est libre, qu'il croie » (DA II 29). Il faut préciser que le problème d'interprétation est plus compliqué que ne le suggère cette juxtaposition de deux textes. Les vues de Tocqueville sur la religion exigeraient une analyse beaucoup plus poussée, que je ne saurais entreprendre ici. Mais je défie tout lecteur de la *Démocratie* de répondre clairement à la question suivante : la démocratie prédispose-t-elle ou non à la religion ?

Le problème que pose ces passages est difficile. S'agit-il, en chaque cas, de deux tendances dont l'une ou l'autre peut dominer dans une démocratie donnée ? Ou bien s'agit-il de deux tendances qui coexistent au sein de chaque démocratie et même de chaque individu ? L'homme démocratique est-il à la fois attiré vers la liberté de pensée et d'action *et* vers le conformisme et la soumission ? Est-il simultanément attiré et repoussé par la religion ? Ou bien est-il entraîné dans l'une ou l'autre direction par des causes extérieures à la démocratie elle-même, comme les accidents historiques ou géographiques ? Ou bien, idée plus complexe, la démocratie tend-elle à produire une certaine proportion d'hommes de chaque type ? Chacune de ces interprétations suggère un portrait cohérent de la démocratie. Mais Tocqueville va plus loin lorsqu'il dit, dans les passages que j'ai cités, que l'homme démocratique est à la fois un cartésien qui s'ignore *et* le porte-parole passif de l'opinion publique. Là, la contradiction est dans le texte, et non pas dans l'homme démocratique qu'il analyse[10]. On peut dire sans contradiction que le cœur d'un homme est divisé entre A et B, mais non pas qu'il est rempli tout entier de A et tout entier de B.

Sans doute les contradictions de ce type sont-elles souvent innocentes. Elles relèvent du penchant de Tocqueville pour les formules hyperboliques et les généralisations démesurées. Lorsqu'il dit : A produit B et aussi C qui pourtant ne saurait coexister avec B, il faut souvent lire : en des conditions données,

10. Voir le chapitre précédent pour cette distinction.

A va produire B, et, en d'autres circonstances, A produit C. Ou bien il faut lire : A produit chez l'homme le désir de B en même temps que le désir de C. En utilisant ces principes de décodage, on peut éliminer bon nombre de contradictions apparentes. Cela dit, ces opérations de sauvetage ne réussissent pas toujours ; et d'ailleurs elles ne réussissent jamais entièrement, puisqu'elles ne permettent pas de dire si B ou C sera l'effet prédominant.

La quatrième catégorie de contradictions prend la forme suivante. Dans un texte donné, Tocqueville nous dit que A est *la* cause de C : non seulement *une* cause, mais la cause principale. Dans un autre texte, il affirme de manière aussi catégorique que B est *la* cause de C. Souvent il dit aussi que A et B sont eux-mêmes des effets communs d'une même cause D, comme la démocratie ou l'égalité.

Passons à des exemples. Dans son analyse des effets de la liberté de presse, Tocqueville donne deux explications différentes de la ténacité avec laquelle les citoyens, dans une société démocratique, gardent leurs opinions. Voilà la première :

> Quand une idée a pris possession de l'esprit du peuple américain, qu'elle soit juste ou déraisonnable, rien n'est plus difficile que de l'en extirper. Le même fait a été observé en Angleterre, le pays de l'Europe où l'on a vu pendant un siècle la liberté la plus grande de penser et les préjugés les plus invincibles. J'attribue cet effet à la cause même qui, au premier abord, semblerait devoir l'empêcher de se produire, la liberté de presse. Les peuples chez lesquels existe cette liberté s'attachent à leurs opinions par orgueil autant que par conviction. Ils les aiment, parce qu'elles leur semblent justes, et aussi parce qu'elles sont de leur choix, et ils y tiennent, non seulement comme à une chose vraie, mais encore comme à une chose qui leur est propre (DA I 192).

Voilà maintenant une explication toute différente, proposée quelques lignes plus loin et reprise vers la fin du livre.

> On a remarqué que, dans les siècles de ferveur religieuse, les hommes changeaient quelquefois de croyance ; tandis que dans les siècles de doute chacun gardait obstinément la sienne. Il en arrive ainsi dans la politique sous le règne de la liberté de presse. Toutes les théories sociales ayant été contestées et combattues tour à tour, ceux qui se sont fixés à l'une d'elles la gardent, non

> pas tant parce qu'ils sont sûrs qu'elle est bonne, que parce qu'ils ne sont pas sûrs qu'il y en ait une meilleure (DA I 193).

Plus loin, dans le deuxième volume, il introduit également des considérations de coût.

> Ainsi, les peuples démocratiques n'ont ni le loisir ni le goût d'aller à la recherche d'opinions nouvelles. Lors même qu'ils viennent à douter de celles qu'ils possèdent, ils les conservent néanmoins, parce qu'il leur faudrait trop de temps et d'examen pour en changer (DA II 267).

D'une part, donc, Tocqueville propose une explication en termes de mécanismes « chauds » : on tient à ses opinions par orgueil. D'autre part, il suggère un mécanisme « froid » : on tient à ses opinions par inertie, faute de mieux, quand l'examen des alternatives ne semble pas en valoir la peine. Dans le premier cas, l'opinion prend la forme d'un préjugé invincible ; dans le deuxième cas, elle prend la forme d'une règle cartésienne qu'on suit par prudence plutôt que par conviction. Les démocrates sont-ils orgueilleux ou prudents ? opiniâtres ou sceptiques ? Un seul et même comportement — le fait de changer rarement d'opinion — est ici expliqué par deux mécanismes incompatibles. Encore une fois, on peut sauver Tocqueville en suggérant des lectures moins ambitieuses. Au lieu de lire « A est *la* cause de B », on peut lire soit « A est *une* cause de B », soit « A est *parfois* la cause de B ». Dans l'exemple que je viens de citer, le second principe de décodage est sans doute préférable. Non que Tocqueville déteste les explications multifactorielles ; au contraire, on verra dans le chapitre suivant qu'il s'en sert constamment. Mais il le fait seulement quand il peut démontrer le mécanisme précis par lequel les causes s'imbriquent les unes aux autres, ce qui, dans ce cas, semble difficile.

Je passe maintenant au cinquième type de contradictions, celles qui résultent de l'affirmation de deux propositions de la forme suivante : A est la cause de B. B est aussi la cause de A [11].

---

11. Vers la fin du chapitre suivant, j'examinerai des cas où Tocqueville affirme à la fois « A tend à produire B » et « B tend à détruire A ». En elle-même, une telle conjonction n'a rien de contradictoire, mais suggère simplement une dynamique instable. Reste à savoir si Tocqueville pensait simultanément ces deux choses, ou s'il les entretenait séparées l'une de l'autre sans en tirer vraiment les conséquences.

L'exemple le plus important, qui est pourtant trop compliqué pour que je puisse l'aborder ici, est sans doute le rapport entre l'état social et les lois, d'une part, et les mœurs, d'autre part. Il arrive à Tocqueville de dire que les mœurs fournissent l'explication fondamentale de tous les autres faits qu'il observe, alors que la majeure partie de la *Démocratie* est consacrée à l'explication des mœurs à partir de l'état social et des lois.

Considérons donc plutôt quelques problèmes plus précis. On peut dire, en gros que, pour Tocqueville, la société comporte quatre sphères distinctes : la vie de famille, la vie économique, la vie politique et la religion. Comme Hegel et Marx, il s'est efforcé d'analyser les liens entre ces sphères, par des modes d'explication psychologiques qui seront discutés dans le chapitre suivant. Ici, je me limite au mécanisme mental qu'on pourrait appeler l'*effet de débordement* [12]. Lorsqu'une certaine habitude mentale a été constituée dans l'une des sphères nommées, elle déborde parfois dans l'une des autres. Mais il y a souvent chez lui débordement dans les deux sens. Commençons par juxtaposer deux passages qui concernent le rapport entre la vie privée et la vie publique. D'une part, Tocqueville nous dit que, « tandis que l'Européen cherche à échapper à ses chagrins domestiques en troublant la société, l'Américain puise dans sa demeure l'amour de l'ordre, qu'il porte ainsi dans les affaires de l'Etat » (DA I 305). Quelques pages plus loin, c'est l'inverse : « En Europe, nous faisons souvent entrer les idées et les habitudes de l'existence privée dans la vie publique (...). Ce sont, au contraire, les habitudes de la vie publique que les Américains transportent presque toujours dans la vie privée » (DA I 319).

Considérons ensuite le rapport entre l'économie et la politique. D'une part, « les passions qui agitent le plus profondément les Américains sont des passions commerciales et non des passions politiques, ou plutôt ils transportent dans la politique des habitudes du négoce. Ils aiment l'ordre, sans lequel les affaires ne sauraient prospérer, et ils prisent particulièrement le bon sens qui crée les grandes fortunes au génie qui souvent les dissipe ; les idées générales effraient leurs esprits accoutumés

12. Dans la mesure où Tocqueville se sert du verbe « transporter » pour le nommer, on pourrait aussi parler d'« effet de transport ».

aux calculs positifs, et parmi eux, la pratique est plus en honneur que la théorie » (DA I 298). D'autre part, Tocqueville nous explique longuement et à plusieurs reprises comment les associations politiques sont comme « de grandes écoles gratuites » (DA II 123) pour la vie civile. « En politique, les hommes s'unissent pour de grandes entreprises, et le parti qu'ils tirent de l'association dans les affaires importantes leur enseigne, d'une manière pratique, l'intérêt qu'ils ont à s'en aider dans les moindres » (*ibid.*).

Un troisième exemple est plus subtil. Il semble y avoir une contradiction semblable dans ce que Tocqueville dit des rapports entre la religion et la vie civile. Ainsi, il affirme que « les religions donnent l'habitude générale de se comporter en vue de l'avenir. En ceci elles ne sont pas moins utiles au bonheur de cette vie qu'à la félicité de l'autre » (DA II 155). Mais il nous explique aussi la relation inverse :

> Je ne vois donc pas clairement pourquoi la doctrine de l'intérêt bien entendu écarterait les hommes des croyances religieuses, et il me semble, au contraire, que je démêle comment elle les en rapproche. Je suppose que, pour atteindre le bonheur de ce monde, un homme résiste en toutes rencontres à l'instinct, et raisonne froidement tous les actes de sa vie, qu'au lieu de céder aveuglément à la fougue de ses premiers désirs, il ait appris l'art de les combattre, et qu'il se soit habitué à sacrifier sans efforts le plaisir du moment à l'intérêt permanent de toute sa vie. Si un pareil homme a foi dans la religion qu'il professe, il ne lui en coûtera guère de se soumettre aux gênes qu'elle impose (DA II 132).

Après quoi Tocqueville nous raconte une petite histoire qui combine les deux mécanismes. Il suppose que dans un premier temps les hommes se comportent en vue de l'avenir lointain parce qu'ils sont religieux, mais qu'à la suite de la perte de religion ils renoncent « entièrement à obtenir ce qui ne peut s'acquérir sans de longs efforts » (DA II 156). Si pourtant les gouvernants conduisent sagement leur pays, en s'efforçant notamment de « bannir (...) le hasard du monde politique » (*ibid.*), ils peuvent « redonner aux hommes ce goût de l'avenir, qui n'est plus inspiré par la religion » (DA II 157). De ce goût, à la longue, la religion peut naître : « Quand les hommes se sont accoutumés à prévoir de très loin ce qui doit leur arriver ici-bas, et à s'y nourrir d'espérances, il leur devient malaisé d'arrêter toujours leur esprit aux bornes précises de la vie, et ils sont bien près d'en franchir les limites, pour jeter leurs regards au-delà » (*ibid.*). Bien sûr, Tocqueville n'évite pas entièrement la contradiction ; ayant dit d'abord que l'habitude civile de se comporter en vue de l'avenir peut aider l'homme à se soumettre à la discipline religieuse s'il a déjà la foi, il dit maintenant que cette habitude peut engendrer la foi elle-même. Mais il est plus important de noter qu'il frôle ici la notion de causalité réciproque, ou circulaire, qui lui est ordinairement inconnue et qui lui aurait épargné bien des contorsions intellectuelles.

Il n'y a aucune raison de se demander ce qui est le plus fondamental, l'état social ou les mœurs, puisque les deux se renforcent mutuellement. Il n'y a pas de raison non plus de se demander si les habitudes de la vie privées sont puisées dans la politique ou inversement, puisque, dans l'équilibre, les deux sphères sont solidaires l'une de l'autre [13]. Ainsi, on peut suggérer le principe de décodage suivant lequel deux propositions qui suggèrent des directions causales opposées doivent se comprendre comme une seule proposition affirmant la causalité bidirectionnelle. C'est dans cet esprit qu'il faut lire, par exemple, l'analyse suivante, qui autrement paraîtrait absurde : « Le nègre voudrait se confondre avec l'Européen, et il ne le peut. L'Indien pourrait jusqu'à un certain point y réussir, mais il dédaigne de le tenter. La servilité de l'un le livre à l'esclavage, et l'orgueil de l'autre à la mort » (DA I 335). Dans la mesure où Tocqueville affirme aussi, dans un passage déjà cité, que c'est au contraire l'esclavage qui mène à la servilité, il semble se contredire ; mais il est plus charitable et plus intéressant de lire les deux textes comme une expression imparfaite de l'idée de causalité réciproque.

J'en arrive à la sixième catégorie de contradictions tocquevilliennes que j'appellerai, faute de mieux, les contradictions de rétraction. Elles prennent schématiquement la forme suivante.

13. J'ai recensé un certain nombre de passages où Tocqueville semble parler de causalité circulaire ou réciproque (DA I 357 n., DA II 151, 160 n., 197, 198). Mais, à une exception près, tous ces textes font appel à l'idée de causalité réciproque pour expliquer le changement social : seul le premier passage indique qu'il pourrait y avoir causalité circulaire dans un état d'équilibre.

Dans un premier temps, Tocqueville énonce une proposition hardie, frappante, mémorable et hyperbolique, et, dans un deuxième temps, il la modifie, insensiblement, jusqu'à ce qu'il n'en reste rien.

Voilà par exemple une formulation frappante sur la tyrannie de la majorité :

> Lorsqu'un homme ou un parti souffre d'une injustice aux Etats-Unis, à qui voulez-vous qu'il s'adresse ? A l'opinion publique ? c'est elle qui forme la majorité ; au corps législatif ? il représente la majorité et lui obéit aveuglément ; au pouvoir exécutif ? il est nommé par la majorité et lui sert d'instrument passif ; à la force publique ? la force publique n'est autre chose que la majorité sous les armes : au jury ? le jury, c'est la majorité revêtue du droit de prononcer des arrêts : les juges eux-mêmes, dans certains Etats, sont élus par la majorité. Quelque inique ou déraisonnable que soit la mesure qui vous frappe, il faut donc vous y soumettre (DA I 263).

Plus tard, ces généralisations vont s'émietter. D'abord, « l'institution du jury donne, il est vrai, au peuple un droit général de contrôle sur les actions de citoyens, mais elle ne lui fournit pas les moyens d'exercer ce contrôle dans tous les cas, ni d'une manière toujours tyrannique. Lorsqu'un prince absolu à la faculté de faire juger les crimes par ses délégués, le sort de l'accusé est pour ainsi dire fixé en avance. Mais le peuple fût-il résolu à condamner, la composition du jury et son irresponsabilité offriraient encore des chances favorables à l'innocence » (DA I 284 n.). Puis : « Dans les procès civils, toutes les fois du moins qu'il ne s'agit pas de questions de fait, le jury n'a que l'apparence d'un corps judiciaire. Les jurés prononcent l'arrêt que le juge a rendu. Ils prêtent à cet arrêt l'autorité de la société qu'ils représentent, et lui, celle de la raison et de la loi » (DA I 287). Enfin : « Armé du droit de déclarer les lois inconstitutionnelles, le magistrat américain pénètre sans cesse dans les affaires politiques. Il ne peut pas forcer le peuple à faire des lois, mais du moins il le contraint à ne point être infidèle à ses propres lois et à rester d'accord avec lui-même » (DA I 280). Ayant suggéré d'abord que le jury et le magistrat sont tous les deux des émanations quasi mystiques du peuple, il se rétracte ensuite en affirmant 1) l'indépendance du jury par rapport au peuple ; 2) la dépendance du jury par rapport au magistrat ; 3) l'indépendance du magistrat par rapport au peuple.

Un deuxième exemple concerne l'armée démocratique. Ici encore, l'analyse commence par une formulation frappante : « Au sein des armées démocratiques, le désir d'avancer est presque universel ; il est ardent, tenace, continuel ; il s'accroît de tous les autres désirs, et ne s'éteint qu'avec la vie. Or il est facile de voir que, de toutes les armées du monde, celles où l'avancement doit être le plus lent en temps de paix sont les armées démocratiques (...). Tous les ambitieux que contient une armée démocratique souhaitent donc la guerre avec véhémence » (DA II 272). En outre : « Dans la société démocratique, presque tous les citoyens ont des propriétés à conserver ; mais les armées démocratiques sont conduites, en général, par des prolétaires. La plupart d'entre eux ont peu à perdre dans les troubles civils. La masse de la nation y craint naturellement beaucoup plus les révolutions que dans les siècles démocratiques, mais les chefs de l'armée les redoutent bien moins » (DA II 273). Les armées démocratiques désirent donc la guerre et ne redoutent même pas la guerre civile.

Or, plus loin, ces propositions s'effritent au point que quasiment rien n'en reste : « Parmi les soldats qui composent une armée démocratique, quelques-uns s'attachent à la vie militaire ; mais le plus grand nombre, amenés ainsi malgré eux sous le drapeau et toujours prêts à retourner dans leurs foyers, ne se considèrent pas comme sérieusement engagés dans la carrière militaire et ne songent qu'à en sortir » (DA II 277). Pour des raisons différentes, l'officier fait aussi exception : « L'homme qui, sorti des classes secondaires de la nation, est parvenu, à travers les rangs inférieurs de l'armée, jusqu'au grade d'officier, a déjà fait un pas immense. Il a pris pied dans une sphère supérieure à celle qu'il occupait dans la vie civile, et il a acquis des droits que la plupart des nations démocratiques considèrent comme inaliénables. Il s'arrête volontiers après ce grand effort, et songe à jouir de sa position. La crainte de compromettre ce qu'il possède amollit déjà dans son cœur l'envie d'acquérir ce qu'il n'a pas » (DA II 278-9). Le seul qui reste pour appuyer la proposition dramatique énoncée au début est le sous-officier, qui aurait donc non seulement le désir mais aussi les moyens de lancer le pays dans une guerre étrangère ou civile.

Je conclurai par quelques exemples de ce que j'ai appelé les contradictions brutes. Ils sont pris un peu au hasard dans la *Démocratie* ; d'autres seront cités au chapitre suivant. Je commencerai par des exemples relativement peu importants, pour autant que l'édifice de la *Démocratie* ne dépend pas de la manière dont la contradiction est résolue, pour finir sur deux exemples d'une portée plus grande.

D'une part, Tocqueville nous dit : « Toutes les nouvelles colonies européennes contenaient, sinon le développement, du moins le germe d'une complète démocratie. Deux causes conduisaient à ce résultat : on peut dire qu'en général, à leur départ de la mère patrie, les émigrants n'avaient aucune idée de supériorité quelconque les uns sur les autres. Ce ne sont guère les heureux et les puissants qui s'exilent, et la pauvreté ainsi que le malheur sont les meilleurs garants d'égalité que l'on connaisse parmi les hommes » (DA I 28). Quelques pages plus loin, il affirme le contraire : « Les émigrants qui vinrent s'établir sur les rivages de la Nouvelle-Angleterre appartenaient tous aux classes aisées de la mère patrie » (DA I 31).

D'une part, il affirme que l'Amérique est « le lieu au monde où la religion chrétienne a conservé le plus de véritables pouvoirs sur les âmes ; et rien ne montre mieux combien elle est utile et naturelle à l'homme, puisque le pays où elle exerce de nos jours le plus d'empire est en même temps le plus éclairé et le plus libre » (DA I 304). D'autre part, il dit, toujours à propos des Etats-Unis : « Si l'on regarde de très près, on verra que la religion elle-même y règne bien moins comme doctrine révélée que comme opinion commune » (DA II 18). Ce n'est pas là une contradiction à l'état pur, puisqu'il se peut que dans les autres pays l'hypocrisie religieuse soit plus fréquente encore ; mais j'ai du mal à croire que c'est cette idée qu'il a voulu exprimer.

D'une part, Tocqueville affirme que « l'homme du peuple, aux Etats-Unis, a compris l'influence qu'exerce la prospérité générale sur son bonheur, idée si simple et cependant si peu connue du peuple. De plus, il est accoutumé à regarder cette prospérité comme son ouvrage. Il voit donc dans la fortune publique la sienne propre, et il travaille au bien de l'Etat, non seulement par devoir ou par orgueil, mais j'oserai presque dire par cupidité » (DA I 247). D'autre part, nous lisons qu'« on tire difficilement un homme de lui-même pour l'intéresser à la destinée de tout l'Etat, parce qu'il comprend mal l'influence que la destinée de l'Etat peut exercer sur son sort » (DA II 111).

D'une part, Tocqueville affirme : « Dans toutes les confédérations qui ont précédé la confédération américaine de 1789, les peuples, qui s'alliaient dans un but commun, consentaient à obéir aux injonctions d'un gouvernement fédéral ; mais ils gardaient le droit d'ordonner et de surveiller chez eux l'exécution des lois de l'Union. Les Etats américains, qui s'unirent en 1789 ont non seulement consenti à ce que le gouvernement fédéral leur dictât des lois, mais encore à ce qu'il fît exécuter lui-même ses lois. Dans les deux cas, le droit est le même, l'exercice seul du droit est différent. Mais cette seule différence produit d'immenses résultats » (DA I 159). D'autre part, il dit le contraire : « Quand le gouvernement central qui la représente a ordonné souverainement, il doit s'en rapporter, pour l'exécution de son commandement, à des agents qui souvent ne dépendent point de lui, et qu'il ne peut diriger à chaque instant » (DA I 274).

D'une part, nous lisons que « c'est ce même esprit républicain, ce sont ces mœurs et ces habitudes d'un peuple libre qui, après avoir pris naissance et s'être développées dans les divers Etats, s'appliquent ensuite sans peine à l'ensemble du pays. Chaque citoyen des Etats-Unis transporte pour ainsi dire l'intérêt que lui inspire sa petite république dans l'amour de la patrie commune » (DA I 166). Ou encore : « Les hommes qui vivent dans les démocraties aiment leur pays de la même manière qu'ils s'aiment eux-mêmes, et ils transportent les habitudes de leur vanité privée dans leur vanité nationale » (DA II 234). D'autre part, il dit que le patriotisme américain se limite aux Etats : « Les législateurs américains (...) donnèrent à l'Union de l'argent et des soldats, mais les Etats gardèrent l'amour et les préjugés des peuples » (DA I 170-71). Et il récidive : « Le patriotisme, qui le plus souvent n'est qu'une extension de l'égoïsme individuel, est donc resté dans l'Etat et n'a pour ainsi dire pas passé à l'Union » (DA I 384).

Sur le patriotisme encore : d'une part, Tocqueville avoue : « je ne me fie point à ce patriotisme réfléchi qui se fonde sur l'intérêt et que l'intérêt, en changeant d'objet, peut détruire »

(DA I 389). D'autre part, il oppose l'amour irréfléchi et instinctif de la patrie à un autre patriotisme, « plus rationnel que celui-là ; moins généreux, moins ardent, mais plus fécond et plus durable ; celui-ci naît des lumières ; il se développe à l'aide des lois, il croît avec l'exercice des droits et il finit, en quelque sorte, par se confondre avec l'intérêt personnel » (DA I 246).

D'une part, Tocqueville affirme : « Les hommes de nos jours sont naturellement peu disposés à croire ; mais dès qu'ils ont une religion, ils rencontrent aussitôt en eux-mêmes un instinct caché qui les pousse à leur insu vers le catholicisme. Plusieurs des doctrines de l'Eglise romaine les étonnent ; mais ils éprouvent une admiration secrète pour son gouvernement, et sa grande unité les attire » (DA II 35). D'autre part : « Lors même que l'égalité n'ébranle point les religions, elle les simplifie ; elle détourne l'attention des agents secondaires pour la porter principalement sur le souverain maître » (DA II 77). Or, le catholicisme n'est-il pas justement la religion qui multiplie les agents secondaires ?

On reconnaîtra ici la démarche de Marx, qui accentue différents aspects du mercantilisme pour affirmer soit son affinité particulière avec le catholicisme, soit au contraire ses liens naturels avec le protestantisme[14]. Je ne nie pas qu'il y ait une part de vérité dans le principe qu'énonce Tocqueville : « Laissez l'esprit humain suivre sa tendance, et il réglera d'une manière uniforme la société politique et la cité divine ; il cherchera, si j'ose le dire, à *harmoniser* la terre avec le ciel » (DA I 301). Mais il y a tant de manières différentes d'harmoniser le ciel et la terre, et, dans le choix de religion, tant de raisons plus importantes que le besoin d'harmoniser, que tout porte à penser que l'harmonie vient *ex post facto,* pour consolider un choix déjà fait ou imposé, ainsi que je l'ai expliqué au premier chapitre.

D'une part, Tocqueville affirme l'absence de liens d'altruisme dans les sociétés démocratiques : « Comme, dans les siècles d'égalité, nul n'est obligé de prêter sa force à son semblable, et nul n'a droit d'attendre de son semblable un grand appui, chacun est tout à la fois indépendant et faible » (DA II 301). D'autre part, il déclare que la démocratie engendre l'altruisme

14. Voir mon *Karl Marx,* p. 678-681.

et l'entraide : « Il existe, en effet, parmi tous les citoyens d'une démocratie, une convention analogue à celle dont je parle ; tous se sentent sujets à la même faiblesse et aux mêmes dangers, et leur intérêt, aussi bien que leur sympathie, leur fait une loi de se prêter au besoin une mutuelle assistance. Plus les conditions deviennent semblables, et plus les hommes laissent voir cette disposition réciproque à s'obliger » (DA II 184).

D'une part, Tocqueville écrit, à propos de l'Union américaine, que « son gouvernement appelle à lui les talents et les lumières » (DA I 167). D'autre part, de nombreux passages vont dans le sens exactement inverse : « Le peuple ne trouve jamais le temps et les moyens de se livrer à ce travail. Il lui faut toujours juger à la hâte et s'attacher au plus saillant des objets. De là vient que les charlatans de tous genres savent si bien le secret de lui plaire, tandis que, le plus souvent, ses véritables amis y échouent » (DA I 204). Et encore : « Du reste, ce n'est pas toujours la capacité qui manque à la démocratie pour choisir les hommes de mérite, mais le désir et le goût » (*ibid.*). Et, pour finir : « Tandis que les instincts naturels de la démocratie portent le peuple à écarter les hommes distingués du pouvoir, un instinct non moins fort porte ceux-ci à s'éloigner de la carrière politique, où il leur est si difficile de rester complètement eux-mêmes et de marcher sans s'avilir » (DA I 205).

D'une part, nous lisons que, dans l'industrie aux Etats-Unis, « [les] pauvres ont peu de moyens de sortir de leur condition et de devenir riches, mais les riches deviennent sans cesse des pauvres, ou quittent le négoce après avoir réalisé leur profits. Ainsi, les éléments qui forment la classe des pauvres sont à peu près fixes ; mais les éléments qui composent la classe des riches ne le sont pas. A vrai dire, quoiqu'il y ait des riches, la classe des riches n'existe point ; car ces riches n'ont ni d'esprit ni d'objets communs, de traditions ni d'espérances communes. Il y a donc des membres mais point de corps. (...) [Les] riches ne sont pas solidement unis entre eux » (DA II 166). Et encore : « Il n'y a, pour ainsi dire, plus de classes, et celles qui existent encore sont composées d'éléments si mouvants, que le corps ne saurait jamais exercer un véritable pouvoir sur ses membres » (DA II 12). D'autre part : « Comme il faut être très riche pour entreprendre les grandes industries dont je parle, le nombre de ceux qui les entreprennent est fort petit. Etant peu nombreux, ils peuvent aisément se liguer entre eux, et fixer au travail le prix qu'il leur plaît » (DA II 198). Les industriels américains ont-ils une conscience de classe ? Les premiers passages semblent le nier ; le dernier l'affirme. Une classe sociale peut-elle avoir un taux de renouvellement élevé ? Le premier passage le nie ; le texte suivant l'affirme : « Lorsque les conditions sont presque égales, les hommes changent sans cesse de place ; il y a encore une classe de valets et une classe de maîtres ; mais ce ne sont pas toujours les même individus, ni surtout les mêmes familles qui les composent » (DA II 188).

Voilà un exemple plus complexe. Tocqueville caractérise souvent l'industrie et l'agriculture par la nature de ces occupations et de ceux qui les exercent : « La culture de la terre promet à ses efforts des résultats presque certains et lents » (DA II 160). Ainsi, pour l'Américain, « son choix est fait : il vend son champ, quitte sa demeure et va se livrer à quelque profession hasardeuse mais lucrative » (*ibid.*). « La démocratie ne multiplie donc pas seulement le nombre des travailleurs ; elle porte les hommes à un travail plutôt qu'à un autre ; et, tandis qu'elle les dégoûte de l'agriculture, elle les dirige vers le commerce et l'industrie » (*ibid.*). « L'industrie est pour [l'Américain] comme une vaste loterie » (DA II 244).

Ailleurs, l'opposition est retournée. J'ai déjà cité le passage où il dit que les Américains « aiment l'ordre, sans lequel les affaires ne sauraient prospérer » (DA I 298). « L'industrie, qui amène souvent de si grands désordres et de si grands désastres, ne saurait cependant prospérer qu'à l'aide d'habitudes très régulières et par une longue succession de petits actes très uniformes » (DA II 237). A l'inverse, la description suivante s'applique aux défricheurs de nouvelles terres plutôt qu'aux entrepreneurs industriels : « Ces hommes ont quitté leur première patrie pour être bien ; ils quittent la seconde pour être mieux encore : presque partout ils rencontrent la fortune, mais non pas le bonheur. Chez eux, le désir du bien-être est devenu une passion inquiète et ardente qui s'accroît en se satisfaisant (...) Pour eux, l'émigration a commencé par être un besoin ; aujourd'hui, elle est devenue à leurs yeux une sorte de jeu de hasard, dont ils aiment les émotions autant que le gain » (DA I 296).

Un exemple particulièrement riche et important concerne les

portraits que fait Tocqueville du caractère des Américains. D'un côté, il y a les descriptions qui suggèrent un peuple à un bas niveau d'humanité, sans ces « passions généreuses et véritables » qui constituent, pour Tocqueville, le seul critère de la grandeur humaine. « [Le peuple américain] est, à coup sûr, le plus froid, le plus calculateur, le moins militaire, et, si je puis m'exprimer ainsi, le plus prosaïque de tous les peuples du monde » (DA I 290). Autre passage dans le même sens : « On ne saurait rien concevoir de si petit, de si terne, de si rempli de misérables intérêts, de si antipoétique, en un mot, que la vie d'un homme aux Etats-Unis » (DA II 79). Et enfin : « Le nombre toujours croissant des propriétaires amis de la paix, le développement de la richesse mobilière, que la guerre dévore si rapidement, cette mansuétude des mœurs, cette mollesse du cœur, cette disposition à la pitié que l'égalité inspire, cette froideur de raison qui rend peu sensible aux poétiques et violentes émotions qui naissent parmi les armes, toutes ces causes s'unissent pour éteindre l'esprit militaire » (DA II 270).

D'autre part, viennent des passages qui suggèrent l'image exactement opposée : « Ce mouvement universel qui règne aux Etats-Unis, ces retours fréquents de la fortune, ce déplacement imprévu des richesses publiques et privées, tout se réunit pour entretenir l'âme dans une sorte d'agitation fébrile qui la dispose admirablement à tous les efforts, et la maintient pour ainsi dire au-dessus du niveau commun de l'humanité. Pour un Américain, la vie entière se passe comme une partie de jeu, un temps de révolution, un jour de bataille » (DA I 422). Et encore : « Chez [les Américains], le désir du bien-être est devenu une passion inquiète et ardente qui s'accroît en se satisfaisant. (...) Pour eux l'émigration a commencé par être un besoin aujourd'hui, elle est devenue à leurs yeux une sorte de jeu de hasard, dont ils aiment les émotions autant que le gain » (DA I 296). Ou encore : « Il serait difficile de peindre l'avidité avec laquelle l'Américain se jette sur cette proie immense que lui offre la fortune. Pour la poursuivre, il brave sans crainte la flèche de l'Indien et les maladies du désert ; le silence des bois n'a rien qui l'étonne ; l'approche des bêtes farouches ne l'émeut point ; une passion plus forte que l'amour de la vie l'aiguillonne sans cesse » (DA I 295). Et enfin : « Ceux qui vivent au milieu de l'instabilité démocratique ont sans cesse sous les yeux l'image du hasard et ils finissent par aimer toutes les entreprises où le hasard joue un rôle. Ils sont donc portés vers le commerce, non seulement à cause du gain qu'il leur promet, mais par l'amour des émotions qu'il donne » (DA II 162).

On dira sans doute que c'est là une contradiction délibérée ; que Tocqueville fait le portrait d'un être paradoxal, capable d'être froid et chaud en même temps. Il dit que l'Américain met « une sorte d'héroïsme dans son avidité pour le gain » (DA I 363), et encore que « les Américains mettent une sorte d'héroïsme dans leur manière de faire le commerce » (DA I 421). La contradiction, là encore, serait donc dans l'objet et non pas dans le texte qui en fait l'analyse. Je suis très loin de refuser la possibilité, voire la réalité, de conflits et même de contradictions à l'intérieur de la personnalité[15]. Aux chapitres I et II, j'ai parlé du rôle des désirs et des croyances contradictoires dans le comportement des agents politiques ; au chapitre suivant seront évoqués les phénomènes de faiblesse de volonté et de mauvaise foi. Mais même une contradiction doit avoir une structure psychologique qui la rend intelligible. La simple juxtaposition de descriptions contradictoires n'y suffit pas.

Parmi la trentaine de contradictions que j'ai citées, d'autres qui seront citées au chapitre suivant, et d'autres encore que j'ai omises ici afin de ne pas ennuyer le lecteur, quelques-unes vont sans doute se révéler artificielles. Une lecture plus attentive et plus charitable va démontrer que Tocqueville est en réalité plus cohérent que je ne le fais paraître. En interprétant un auteur, il faut en effet suivre un principe de charité et lui accorder le bénéfice du doute autant que faire se peut : il est très possible que, dans mon intérêt pour les contradictions tocquevilliennes, j'en ai vu là où d'autres reconnaîtraient tout au plus des ambiguïtés. Cela dit, je suis convaincu que même en y apportant le maximum d'attention et de charité, ma thèse résistera à l'examen. Aucun penseur de la taille de Tocqueville ne lui fait concurrence pour ce qui concerne le nombre et l'importance des propositions contradictoires.

L'objection principale qu'on va soulever contre mon interprétation est celle que j'ai déjà effleurée plusieurs fois. Ne confon-

15. Voir *Logic and Society,* chap. 4, ainsi que l'Introduction à J. Elster (ed.), *The Multiple Self*.

drais-je pas la subtilité psychologique de Tocqueville avec une démarche contradictoire ? N'a-t-il pas voulu démontrer que l'homme démocratique est en fait un être déchiré et tourmenté ? Ne me suis-je pas rendu coupable d'une sorte de sophisme pathétique opposé, en imputant à Tocqueville les contradictions de son objet ? L'objection doit être examinée textes en main, comme j'ai essayé de le faire. Encore une fois, je suis persuadé qu'elle ne fera disparaître qu'un nombre infime des contradictions que je pense avoir décelées.

Supposons, au moins provisoirement, que la thèse soit démontrée. Que faut-il en conclure en ce qui concerne la psychologie de Tocqueville écrivain ? Il est difficile d'échapper à la conclusion qu'il fut un irresponsable, un insoumis, un enfant gâté, si l'on veut. C'est un univers en quelque sorte onirique qu'il a construit, où la réalité n'offre presque aucune résistance à la pensée, où l'on peut dire à peu près n'importe quoi puisque tout ressemble un peu à tout. De toute évidence, il recherchait les formulations dramatiques, épigrammatiques et frappantes. Il a été amené de cette façon à proposer des généralisations qui sont souvent absurdes et hyperboliques prises individuellement, et incohérentes prises collectivement. Pour quiconque cherche en Tocqueville un théoricien de la démocratie moderne, c'est évidemment une mauvaise nouvelle.

Mais je ne pense pas qu'on puisse faire la théorie de la démocratie moderne ni de l'homme démocratique. Comme je l'ai expliqué dans l'Introduction, je pense que nos connaissances psychologiques et sociologiques nous permettent tout au plus de dresser une liste de *mécanismes,* de modalités causales ayant une forme précise et reconnaissable, et donc susceptibles d'illuminer des situations toujours nouvelles. Aussi ne suis-je point déçu, dans la mesure où, pour moi, l'essentiel de la pensée de Tocqueville survit à l'opération destructive que j'en ai faite. La lucidité de sa prose fait merveille. C'est elle, du reste, qui permet de déceler les contradictions qui chez tout autre auraient été sujettes aux doutes et à l'incertitude. Son intuition psychologique et sociologique restent d'une subtilité et d'une originalité inégalées. Qu'il ait méconnu les fruits de son intuition n'a pas vraiment d'importance. On peut même suggérer, dans sa propre perspective, il me semble, que, sans cette méconnaissance, il n'aurait pas si bien réussi. Sans cette intention systématique, il n'aurait peut-être pas trouvé la volonté et l'énergie qui lui ont permis d'inventer tant de fragments géniaux. S'il a échoué en politique par excès d'ambition, il se peut bien que ce soit le même excès qui l'ait fait réussir en littérature [16].

16. On peut étayer cette conclusion par le raisonnement de la note 60 du premier chapitre. De manière schématique, supposons que les accomplissements réels soient fonction de l'énergie et de l'effort qu'on y met, et que ceux-ci soient à leur tour fonction des accomplissements escomptés. Supposons également que l'on puisse mesurer les accomplissements sur une échelle allant de 0 à 10. Il se peut alors qu'un individu dont le niveau d'aspiration est de 8 réalise un succès de 6, tandis qu'un autre individu également doué réalise 4 parce qu'il ne comptait réaliser que 6. Seul l'individu modeste et réaliste qui se propose un succès de 2 l'obtiendra effectivement. Comme Marx, Tocqueville s'est donné des objectifs immensément ambitieux ; comme lui, il ne les a réalisés qu'en partie ; dans les deux cas, on peut penser que le résultat aurait été plus faible s'ils avaient été conscients de la difficulté de leur tâche.

CHAPITRE IV

PSYCHOLOGIE DE TOCQUEVILLE (2)

J'ai dit au chapitre précédent que les éléments fondamentaux des analyses de Tocqueville sont les mécanismes de la psychologie individuelle. Il fut, en d'autres termes, un partisan de l'individualisme méthodologique (voir l'Introduction). Parmi les grands penseurs politiques du XIXe siècle, seuls John Stuart Mill et Tocqueville ont su éviter les pièges de l'organicisme et de la téléologie[1], pour insister résolument sur l'exigence de microfondements dans l'analyse des institutions et des processus sociaux. Bien entendu, Tocqueville ne s'est pas borné à l'étude de la psychologie individuelle. En avançant que les mécanismes psychologiques sont les éléments fondamentaux de ses analyses, je veux dire qu'il s'en sert pour fabriquer autre chose.

Dans la *Démocratie,* il s'agit surtout d'expliquer la stabilité des institutions démocratiques, parfois aussi leurs failles et leur potentiel de changement. Dans *L'Ancien Régime,* Tocqueville cherche plutôt à expliquer l'instabilité des institutions monarchiques et l'effet boule de neige qui a fini par les détruire[2]. Dans les *Souvenirs,* l'objectif est aussi d'expliquer un processus de changement social, qui se déroule pourtant dans le cadre d'années plutôt que de siècles. De manière schématique, la différence entre les trois œuvres peut se résumer de la manière

1. Affirmation qui surprendra peut-être le lecteur de l'Introduction au premier volume de la *Démocratie.* Mais une lecture attentive montrera que l'apparente téléologie de Tocqueville se réduit à la proposition suivante : on ne verra jamais plus de gouvernements oligarchiques, car la notion d'égalité en a détruit une fois pour toutes la légitimité. Désormais, il n'y aura d'autres options que le despotisme (ou peut-être l'alternance de l'anarchie et du despotisme) et la démocratie.

2. L'analyse de la dynamique révolutionnaire dans l'Introduction ci-dessus s'inspire en partie de ces discussions tocquevilliennes.

suivante. Dans la *Démocratie,* Tocqueville fait l'analyse d'un équilibre social, celui de la démocratie, qu'il compare à la fois à l'équilibre aristocratique qui l'a précédé et au processus de transition entre les deux régimes. Dans cet équilibre, *tout est endogène,* les attitudes mentales non moins que les institutions ; en outre, *tout se tient* et se conforte réciproquement. Dans *L'Ancien Régime,* Tocqueville admet aussi l'endogénéité des faits mentaux, mais il ne part plus du postulat selon lesquels ils tendent à maintenir les institutions qui les produisent. Au contraire, il veut montrer les effets pervers par lesquels les institutions changent les mentalités et aboutissent à saper l'autorité et l'efficacité de celles-ci. Dans les *Souvenirs,* il est aussi question d'effets pervers, mais qui revêtent des formes différentes. D'une part, Tocqueville y montre comment, sous l'impact des événements en cascade, les hommes soit s'élèvent au-dessus, soit tombent au-dessous de leur niveau habituel, pour reprendre une phrase de la *Démocratie* (DA I 206). D'autre part, il excelle à démonter les mécanismes par lesquels les hommes accélèrent ces événements par leur effort même pour les empêcher[3].

D'une manière générale, l'explication, dans les sciences sociales, comporte trois registres. On explique d'abord les croyances et motivations individuelles par les institutions sociales et les événements politiques. Ensuite, on explique les actions individuelles à partir des propensions pyschologiques. Enfin on explique les institutions sociales et les événements politiques comme l'effet, voulu ou non, des comportements individuels. Tocqueville a joué en virtuose sur le premier registre — c'est le sujet du présent chapitre — et sur le troisième. En revanche, il n'a pas vraiment élaboré une théorie de l'action. Comparées aux

3. On peut illustrer la différence entre les divers types d'effets pervers en considérant l'« effet Tocqueville » selon lequel la frustration sociale s'accroît à mesure que les conditions s'améliorent. D'une part, il y a l'argument que les aspirations croissent toujours plus vite que les moyens de les satisfaire : c'est l'explication classiquement imputée à Tocqueville, dont les vues sont pourtant plus nuancées, on le verra plus loin. D'autre part on peut essayer de montrer que, même si les désirs restent constants, des conditions meilleures peuvent induire une frustration, puisque le nombre d'individus qui font un effort, de manière parfaitement rationnelle, pour améliorer leur situation croît plus rapidement que le nombre de positions auxquelles ils peuvent aspirer : c'est l'argument de R. Boudon, *Effets pervers et ordre social* (Paris : Presses Universitaires de France 1977), chap. VI.

théories de l'action rationnelle[4], les vues de Tocqueville sont à la fois plus larges et plus restreintes : plus larges, puisqu'il prétend expliquer la formation des désirs, ce que ne font que très rarement les économistes néo-classiques[5] ; plus restreintes, puisqu'il ne voit pas de rouages à explorer entre le désir et l'acte.

Indiquons brièvement pourquoi il est nécessaire d'expliquer l'action à partir des motivations. D'abord, les mobiles de l'acteur sont souvent multiples. Loin d'être homogènes et simples, ils possèdent une structure interne complexe. Les hommes enregistrent des conflits d'intérêt entre les gains à court terme et les gains plus éloignés[6] ; entre le gain moyen qu'ils peuvent escompter et le risque associé à ce gain[7] ; entre l'intérêt personnel et l'intérêt d'autrui ; entre le pouvoir et la richesse. Ensuite, les acteurs sociaux sont confrontés à d'autres acteurs mus par des mobiles semblables. Souvent, pour agir rationnellement, il nous faut anticiper le choix rationnel des autres, fondé sur l'anticipation qu'ils font de notre propre choix. On peut même engager de telles actions stratégiques à l'égard de soi-même, en anticipant et déjouant les choix qu'on serait susceptible de faire dans l'avenir. Le jeu de ces multiples conflits rend malaisée toute prédiction et explication de l'action, au point de faire parfois apparaître celle-ci comme indéterminée[8].

Or Tocqueville s'intéresse très peu à ces conflits d'intérêts, qu'ils aient lieu à l'intérieur de l'individu ou entre les individus. D'une part il voit le plus souvent l'individu comme dominé par un seul désir, un seul intérêt, une seule passion. C'est la passion, en fait, qui le possède, plutôt que l'inverse. D'autre part, Tocqueville voit l'individu comme incapable de conduire un raisonnement stratégique. Dans les *Souvenirs,* les hommes politiques sont constamment pris dans les pièges qu'ils avaient préparés à leurs rivaux, faute d'avoir imaginé que ceux-ci

4. Pour des échantillons représentatifs, on peut consulter les travaux réunis in J. Elster (ed.), *Rational Choice,* notamment les textes de Gary Becker et de John Harsanyi.

5. Voir le chapitre II.6 du *Laboureur et ses enfants.*

6. Faut-il choisir l'action A ou l'action B quand A offre un gain immédiat de 5 et un gain lointain de 3, tandis que pour B les gains correspondants sont de 2 et de 8 ?

7. Faut-il choisir A ou B quand A offre 50 % de chance de gagner 5 et 50 % de chance de gagner 3, tandis que pour B les gains correspondants sont de 2 et de 8 ?

8. Voir le chapitre I de *Solomonic Judgements.*

n'allaient pas rester passifs devant les événements. Seul Tocqueville, en tant qu'acteur politique sur la scène révolutionnaire, serait capable de jouer stratégiquement sur la vanité des autres, accordant des concessions symboliques en retour de gains substantiels (voir par exemple S 236). En se désintéressant de cet aspect des choses, Tocqueville n'avait pourtant pas entièrement tort. Il est certain que les théoriciens du choix rationnel exagèrent, parfois jusqu'à l'absurde, lorsqu'ils tracent le portrait d'un *homo economicus* ou *politicus* froidement calculateur jusque dans ses conduites les plus passionnées, comme le mariage, le suicide, la drogue ou le culte religieux[9]. Cela étant, Tocqueville exagère dans le sens opposé. Sans doute est-il difficile de garder simultanément à l'esprit l'image d'hommes capables de réflexion et de délibération, et celle d'êtres mus par des désirs qui se font et se défont derrière leur dos. Mais une telle excuse n'est pas une justification : le va-et-vient entre l'image causale et l'image intentionnelle de l'homme constitue la spécificité même des sciences sociales.

L'objet du présent chapitre est de dégager les mécanismes psychologiques auxquels fait appel Tocqueville dans la *Démocratie,* qui est de loin l'œuvre la plus riche en analyses de cette sorte. Il s'agit, bien entendu, d'une psychologie sociale ; mais elle dépasse la discipline académique portant ce nom et s'apparente plus, sans doute, à l'anthropologie philosophique[10]. La psychologie de Tocqueville est faite d'universaux psychologiques aptes à l'aider dans l'analyse de situations historiques précises. Pour lui, c'était là les instruments requis pour une fin explicative qui les dépassait largement en intérêt et en importance, ce qui n'exclut pas qu'on puisse trouver aujourd'hui les moyens plus intéressants que la fin.

Il faut bien comprendre ce qu'est pour Tocqueville un fait psychologique universel. Il ne s'agit pas de désirs ou de croyan-

---

9. Voir notamment G. Becker, *The Economic Approach to Human Behavior,* University of Chicago Press 1976. On ne peut que se réjouir de disposer de quelqu'un comme Becker pour explorer les limites de la rationalité, car, comme le dit à peu près William Blake, pour comprendre ce qui est assez il faut savoir ce qui est trop.

10. Au chapitre II de mon *Karl Marx,* j'ai essayé de dégager l'anthropologie philosophique de Marx. On y trouve un élément complètement absent chez Tocqueville : la tentative de construire un modèle normatif de la bonne vie et de la bonne société. Pour Tocqueville, il n'y a d'idéal que dans le domaine du caractère : le courage, l'honnêteté envers soi-même, l'indépendance.

ces immuables qui se retrouveraient chez les hommes de tous les temps et de toutes les sociétés. Sans doute trouve-t-on chez lui des affirmations d'universaux de ce type. « Seul entre tous les êtres, l'homme montre un dégoût naturel pour l'existence et un désir immense d'exister : il méprise la vie et craint le néant. Ces différents instincts poussent sans cesse son âme vers la contemplation d'un autre monde, et c'est la religion qui l'y conduit » (DA I 310). Mais cette observation un peu fade, qui se veut pascalienne sans atteindre la vigueur de l'original, est infiniment moins intéressante que ses analyses des formes historiques de la religion — et de l'irreligion. Autre proposition d'ordre universel : « Ce qui domine (...) chez tous les hommes, c'est l'intérêt particulier, et surtout l'intérêt du moment » (DA I 275). Là encore, il est beaucoup plus intéressant de lire les analyses de l'altruisme démocratique (voir le chapitre précédent) et de l'importance chez les Américains de l'intérêt bien entendu (voir plus loin)[11]. Souvent, ce qui frappe chez Tocqueville est moins ce qu'il dit de la « pente naturelle » des hommes que son analyse des causes sociales qui les retiennent sur cette pente ou, au contraire, les y poussent plus fortement encore.

Il ne faut pas confondre non plus les universaux de Tocqueville et les aphorismes dont est parsemée son œuvre. En voilà quelques échantillons typiques :

> Après le fait de haïr leurs ennemis, qu'y a-t-il de plus naturel aux hommes que de les flatter ? (DA I 183).
>
> On a remarqué que l'homme dans un danger pressant restait rarement à son niveau habituel ; il s'élève bien au-dessus, ou tombe au-dessous (DA I 206).
>
> Il n'y a rien de plus familier à l'homme que de reconnaître une sagesse supérieure dans celui qui l'opprime (DA II 19).
>
> De pareils écarts (...) attestent l'infériorité de notre nature, qui, incapable de saisir fermement le vrai et le juste, en est réduite le plus souvent à ne choisir qu'entre deux excès (DA I 38).
>
> Un grand homme a dit que *l'ignorance était aux deux bouts de la science.* Peut-être eût-il été plus vrai de dire que les convic-

11. On notera d'ailleurs que ces deux tendances universelles vont mal ensemble, dans la mesure où la religion crée l'habitude de se comporter en vue de l'avenir lointain.

tions profondes ne se trouvent qu'aux bouts, et qu'au milieu est le doute (DA I 192).

De tels aphorismes, si frappants soient-ils, ne sauraient s'additionner pour constituer une théorie pyschologique, ou même, plus modestement, un répertoire systématique des modes de comportement humain. Et il va sans dire qu'on ne trouve pas chez Tocqueville de théorie ou de système explicite. J'ai parlé au chapitre précédent de la fierté – d'historien ou d'aristocrate – qui conduit Tocqueville à cacher la structure de l'ouvrage, comme s'il ne faisait que mettre un pied avant l'autre. Il se voit volontiers auteur d'épigrammes brillants, mais il détesterait qu'on parlât de lui comme d'un faiseur de système. Or j'essaierai de montrer que, dans le cours apparemment sans articulation de la *Démocratie,* on peut dégager un certain nombre de constructions régulièrement employées qui témoignent d'un esprit analytique exceptionnel. Deux types de mécanismes vont assumer une importance particulière. D'une part Tocqueville évoque sans cesse le rapport entre les *désirs* et les *moyens* d'action, que ce soit pour expliquer les uns par les autres, pour expliquer ces deux ordres de fait par une cause commune, ou simplement pour expliquer l'action (ou l'inaction). D'autre part il expose une série de mécanismes très précis pour expliquer la formation des désirs et des croyances chez l'homme. Ni dans l'un ni dans l'autre cas il ne s'agit de lois invariantes, mais de *possibilités permanentes.*

Avant de dégager cet échafaudage caché de la pensée de Tocqueville, je voudrais énoncer quelques observations plus générales, sur les motivations principales qui, d'après lui, font agir les hommes. Le vocabulaire tocquevillien dans ce domaine est très riche et varié. Les termes d'*intérêt* et de *passion* sont constamment employés, comme chez les moralistes du XVIIIe siècle [12]. Je dirai plus loin ce qu'ils signifient chez Tocqueville. Plus particulier est l'importance chez lui du mot *goût,* utilisé parfois au sens de *désir,* parfois au sens d'*habitude,* ou encore d'*instinct* et de *penchant.* Ces termes sont constamment employés par Tocqueville ; qu'on lise par exemple la formule lapidaire par

12. Voir notamment A. Hirschman, *The Passions and the Interest* (Princeton University Press 1977), ainsi que S. Holmes, « The secret history of self-interest », in J. Mansbridge (ed.), *Against Self-Interest,* à paraître à University of Chicago Press.

laquelle il résume sa théorie des contrepoids à l'individualisme : « On s'occupe d'abord de l'intérêt général par nécessité, et puis par choix ; ce qui était calcul devient instinct ; et, à force de travailler au bien de ses concitoyens, on prend enfin l'habitude et le goût de les servir » (DA II 112). La plupart de ces expressions sont employées en des sens si variés qu'il est difficile d'y retrouver une intention systématique ; en tout cas, je n'y suis pas parvenu. Ce qu'il faut retenir, derrière les fluctuations du langage, c'est qu'en plus des intérêts et des passions viennent les *propensions,* motivations relativement faibles et parfois à peine conscientes, qui dirigent l'action quand les intérêts et les passions ne s'y opposent pas.

On peut voir à travers quelques exemples que, d'après Tocqueville, ces propensions ont une influence généralement non décisive sur l'action. « Ce n'est pas que les peuples dont l'état social est démocratique méprisent naturellement la liberté ; ils ont au contraire un goût instinctif pour elle. Mais la liberté n'est pas l'objet principal et continu de leur désir ; ce qu'ils aiment d'un amour éternel c'est l'égalité » (DA I 53). A la longue, le goût pour la liberté ne saurait s'opposer victorieusement à la passion pour l'égalité. Ou encore : « Si les légistes sont naturellement portés par leurs goûts vers l'aristocratie et le prince, ils le sont (...) naturellement vers le peuple par leurs intérêts » (DA I 277). La communauté des intérêts se montre ici plus forte que l'« affinité naturelle » (DA I 276) des goûts : « Je ne veux point dire que ces penchants naturels des légistes soient assez forts pour les enchaîner d'une façon irrésistible. Ce qui domine chez les légistes, comme chez tous les hommes, c'est l'intérêt particulier » (DA I 275). De même, « le goût excessif des idées générales » (DA II 26) que l'égalité suggère est corrigé par les intérêts matériels : « Des commerçants saisiront avec empressement et sans y regarder de fort près toutes les idées générales qu'on leur présentera relativement à la philosophie, à la politique, aux sciences et aux arts ; mais ils ne recevront qu'après examen celles qui auront trait au commerce et ne les admettront que sous réserve » (*ibid.*).

Aussi me semble-t-il justifié de retenir, dans le faisceau de motivations mentionnées jusqu'ici, les intérêts et les passions comme les plus importantes ; non pas forcément parce qu'ils exerceraient leur influence sur un plus grand nombre d'actions, mais parce qu'ils l'emportent, en cas de conflit, sur les propensions et les habitudes de la vie de tous les jours. (Je discuterai plus loin ce qui arrive quand il y a conflit entre un intérêt et une passion.) Mais il me semble y avoir un troisième type de motivation, dont l'importance égale celle des passions et des intérêts, ce sont les *normes sociales*. Bien qu'il ne se serve pas de cette expression pour les nommer, Tocqueville en parle longuement ; je reviendrai sur ses analyses. Je commence pourtant par les deux autres catégories, mieux connues et plus faciles à distinguer chez Tocqueville.

La notion d'intérêt chez lui est une idée subjective, en ce sens que tout intérêt est défini par un désir qu'on possède effectivement. Lorsque Tocqueville parle de l'intérêt bien entendu, il ne s'agit jamais des désirs qu'on devrait objectivement avoir, mais seulement du bon choix de moyens destinés à satisfaire les désirs qu'on se trouve avoir effectivement. Libéral, il accepte la maxime des Américains que « l'individu est le meilleur comme le seul juge de son intérêt particulier » (DA I 63). Tout au plus pourrait-on dire que l'intérêt bien entendu exige que la satisfaction future des désirs ne compte pas moins que leur satisfaction présente ; j'y reviendrai.

Cependant, on ne saurait définir l'intérêt par la satisfaction de n'importe quel désir, car alors les passions feraient partie des intérêts au lieu de s'y opposer. Chez Tocqueville, les intérêts sont constitués surtout par le désir d'obtenir quelque avantage personnel, que celui-ci soit économique, politique ou même religieux. Le plus souvent, Tocqueville se limite aux intérêts matériels, comme dans les passages suivants : « Outre les intérêts matériels, l'homme a encore des idées et des sentiments » (DA I 171). Ou encore : « Dans le doute des opinions, les hommes finissent par s'attacher uniquement aux instincts et aux intérêts matériels, qui sont bien plus visibles, plus saisissables et plus permanents de leur nature que les opinions » (DA I 193). On peut se demander si, dans l'expression « intérêt matériel », l'épithète fait partie du terme ou s'y ajoute. A mon avis, la deuxième interprétation s'impose ; qu'on lise pour s'en convaincre le chapitre « Comment les Américains appliquent la doctrine de l'intérêt bien entendu en matière de religion ». Même si Tocqueville se « refuse à croire que tous ceux qui pratiquent la vertu par esprit de religion n'agissent que dans la vue d'une récompense » (DA II 131), il conclut pourtant que « les Américains suivent leur religion par intérêt » (DA II 132).

Il arrive que les hommes agissent contre leur intérêt, parce qu'ils sont incapables de discerner les meilleurs moyens pour le réaliser. Ainsi Tocqueville trace-t-il un portrait de la période de transition entre l'Ancien Régime et l'équilibre démocratique : dans cet état, « le pauvre a gardé la plupart des préjugés de ses pères, sans leurs croyances ; leur ignorance, sans leurs vertus ; il a admis, pour règle de ses actions, la doctrine de l'intérêt sans en connaître la science, et son égoïsme est aussi dépourvu de lumières que l'était jadis son dévouement » (DA I 8). Les Américains, au contraire, sont parvenus à un égoïsme éclairé, l'intérêt bien entendu auquel est consacré un chapitre de la *Démocratie*. J'ai cité au chapitre précédent ce passage où Tocqueville note à propos des Américains que « leur intérêt, aussi bien que leur sympathie, leur fait une loi de se prêter au besoin une mutuelle assistance » (DA II 184). La raison pour laquelle il faut « travailler au bonheur de tous » (DA II 127), par la coopération, l'entraide et les petits sacrifices pour autrui, c'est qu'à la longue on en profite soi-même. C'est une observation déjà faite par Montaigne, que cite Tocqueville, et par Descartes[13], qu'il ne cite pas.

Mais, à la différence de Descartes, Tocqueville n'explique pas vraiment pourquoi l'égoïsme bien compris exigerait qu'on travaille pour le bien d'autrui. Certes, il parle d'une « convention » d'assistance mutuelle (DA II 184) ; c'est un fait qu'il est dans l'intérêt particulier de chacun de se conformer à telle convention, par exemple celle de conduire sur le côté droit de la route ; reste à savoir si la convention d'entraide possède les mêmes propriétés de stabilité que les conventions routières. Dans un certain sens, et lorsque sont satisfaites certaines conditions, on peut répondre par l'affirmative[14] ; mais rien ne

13. Descartes, *Œuvres complètes,* éd. Adam et Tannery (Paris : Vrin 1897-1910), t. IV, p. 316 ; t. XI, p. 34.

14. Pour la théorie des conventions, voir T. Schelling, *The Strategy of Conflict* (Cambridge, Mass. : Harvard University Press 1960) et D. Lewis, *Convention* (Cambridge, Mass. : Harvard University Press 1969). Une convention est une règle pour la conduite de l'action telle que, si elle était suivie par tous, 1) personne ne préférerait se comporter autrement et 2) personne ne préférerait qu'autrui se comporte autrement. Dans un équilibre économique ordinaire, la condition (1) est satisfaite par définition ; la condition (2) ne l'est normalement pas. Dans un problème d'action collective (voir

permet de croire que Tocqueville ait même effleuré ces idées très sophistiquées. Plusieurs de ses analyses montrent qu'il a pris conscience du problème de l'action collective : pourquoi l'individu rationnel ne se soustrairait-il pas à la coopération, de façon à avoir le beurre et l'argent du beurre[15] ? Il ne semble pourtant pas avoir vu que le problème de l'assistance mutuelle en est un cas particulier.

L'intérêt bien entendu impose des sacrifices et des efforts qu'on ne ferait pas si l'on était mû exclusivement par l'intérêt du moment. Parfois ce sont des sacrifices et des efforts consentis pour autrui ; mais à ceux-ci s'ajoutent les sacrifices dont la nécessité ne doit rien à la présence des autres hommes. Même si l'on était seul au monde, comme Robinson sur son île, il existerait une tension entre ce que demande l'intérêt du moment et ce qu'exige la prudence : Robinson doit-il passer sa vie à pêcher les poissons à la main ou se passer de nourriture le temps de tisser un filet ? La logique du « reculer pour mieux sauter » — consommer moins aujourd'hui afin de pouvoir consommer plus demain — est parfaitement générale[16]. Mais, selon Tocqueville, les hommes qui vivent dans les sociétés

---

par exemple le problème de l'évergétisme analysé au premier chapitre), la condition (2) est satisfaite, mais la condition (1) ne l'est pas (en l'absence de sanctions sociales contre ceux qui ne respectent pas la convention). Mais on peut transformer le problème en imposant la règle que chacun doit aider son voisin si et seulement si le voisin en a fait autant lors des occasions précédentes. A condition que chacun soit capable de se laisser guider par un intérêt lointain, et non seulement par son intérêt à court terme, le respect universel de cette règle constitue un équilibre et même une convention, au sens défini plus haut. Voir, pour ce raisonnement, R. Axelrod, *The Evolution of Cooperation* (New York : Basic Books 1984), ainsi que M. Taylor, *The Possibility of Cooperation* (Cambridge University Press 1987).

15. Voir par exemple DA 178 : « Lorsqu'un individu est positivement et actuellement lésé par un délit administratif, l'on comprend, en effet, que l'intérêt personnel garantisse la plainte. Mais il est facile de prévoir que s'il s'agit d'une prescription légale, qui tout en étant utile à la société, n'est point actuellement sentie par un individu, chacun hésitera à se porter accusateur. » Ou encore, DA II 301 n. : « Les siècles démocratiques sont des temps d'essais, d'innovation et d'aventures. Il s'y trouve toujours une multitude d'hommes qui sont engagés dans une entreprise difficile ou nouvelle qu'ils poursuivent à part, sans s'embarrasser de leurs semblables. Ceux-là admettent bien, pour principe général, que la puissance publique ne doit pas intervenir dans les affaires privées ; mais, par exception, chacun d'eux désire qu'elle l'aide dans l'affaire spéciale qui le préoccupe et cherche à attirer l'action du gouvernement de son côté, tout en voulant la resserrer de tous les autres. » En revanche, il n'a pas compris que l'utilité de la religion pour le maintien de l'ordre public (DA II 132-3) ne constitue pas une raison individuelle pour y adhérer.

16. Voir là-dessus le chapitre I d'*Ulysse and the Sirens*.

démocratiques usent rarement de telles stratégies indirectes, et cela pour plusieurs raisons : myopie, ignorance, manque de moyens, faiblesse de volonté, aveuglement.

D'après Tocqueville, l'égalité démocratique tend à renforcer la myopie naturelle des hommes : « L'un des caractères distinctifs des siècles démocratiques, c'est le goût qu'y éprouvent tous les hommes pour les succès faciles et les jouissances présentes » (DA II 24). Ou encore : « J'ai montré ailleurs par quelle force secrète l'égalité faisait prédominer, dans le cœur humain, la passion des jouissances matérielles et l'amour exclusif du présent » (DA II 254)[17]. Mais les analyses plus détaillées que fait Tocqueville suggèrent des vues sensiblement différentes et, à mon avis, plus profondes. Son idée fondamentale n'est pas que les hommes démocratiques sont myopes, mais plutôt que leurs désirs sont instables :

> Quand chacun cherche sans cesse à changer de place, qu'une immense concurrence est ouverte à tous, que les richesses s'accumulent et se dissipent en peu d'instants au milieu du tumulte de la démocratie, l'idée d'une fortune subite et facile, de grands biens aisément acquis et perdus, l'image du hasard, sous toutes ses formes, se présente à l'esprit humain. L'instabilité de l'état social vient favoriser l'instabilité naturelle des désirs. Au milieu de ces fluctuations perpétuelles du sort, le présent grandit ; il cache l'avenir qui s'efface et les hommes ne veulent songer qu'au lendemain (DA II 156).

Ou encore : « Si au goût du bien-être matériel vient se joindre un état social dans lequel la loi ni la coutume ne retiennent plus personne à sa place, ceci est une grande agitation pour cette inquiétude de l'esprit : on verra alors les hommes changer continuellement de route, de peur de manquer le plus court chemin qui doit les conduire au bonheur » (DA II 143). Cette vision de la vie en démocratie n'exclut pas que chacun des désirs successifs puisse avoir un horizon temporel lointain : à

17. Ailleurs (DA II 143), Tocqueville prétend déduire le second effet du premier, plutôt que de leur trouver une cause commune : « Il est d'ailleurs facile de concevoir que, si les hommes qui recherchent avec passion les jouissances matérielles désirent vivement, ils doivent se rebuter aisément ; l'objet final étant de jouir, il faut que le moyen d'y arriver soit prompt et facile, sans quoi la peine d'acquérir la jouissance surpasserait la jouissance » — raisonnement sophistique qui ignore le fait que le passage du temps accroît aussi la quantité d'objets dont on peut jouir.

chaque moment les hommes poursuivraient des fins éloignées, qui changeraient sans cesse. Ce serait l'application aux motivations d'un raisonnement que fait Tocqueville à propos des croyances : « Lorsque la liberté de la presse trouve les hommes dans le premier état, elle leur laisse pendant longtemps encore cette habitude de croire fermement sans réfléchir ; seulement elle change chaque jour l'objet de leurs croyances irréfléchies. Sur tout l'horizon intellectuel, l'esprit de l'homme continue donc à ne voir qu'un point à la fois ; mais ce point varie sans cesse » (DA I 192).

On peut se demander si ce mécanisme paradoxal pourrait se maintenir dans un état d'équilibre : les hommes ne finiraient-ils pas par se rendre compte des changements qu'ils subissent ? C'est effectivement ce qui, d'après Tocqueville, se produit dans le domaine cognitif : « Bientôt cependant le cercle des idées nouvelles est à peu près parcouru. L'expérience arrive, et l'homme se plonge dans un doute et dans une méfiance universels » (DA I 193). Dans un passage important, consacré à l'explication de la durée plus courte des baux dans les régimes démocratiques, Tocqueville affirme qu'un apprentissage semblable a lieu dans le domaine des désirs :

> Au Moyen Age, presque toutes les terres étaient louées à perpétuité, ou du moins à très long terme. Quand on étudie l'économie domestique de ce temps, on voit que les baux de quatre-vingt-dix-neuf ans y étaient plus fréquents que ceux de douze ans ne le sont de nos jours. (...) Dans les siècles d'égalité, l'esprit humain prend un autre tour. Il se figure aisément que rien ne demeure. L'idée de l'instabilité le possède. En cette disposition, le propriétaire et le fermier lui-même ressent une sorte d'horreur instinctive pour les obligations à long terme ; ils ont peur de se trouver bornés un jour par la convention dont aujourd'hui ils profitent. Ils s'attendent vaguement à quelque changement soudain et imprévu dans leur condition. Ils se redoutent eux-mêmes ; ils craignent que, leur goût venant à changer, ils ne s'affligent de ne pouvoir quitter ce qui faisait l'objet de leur convoitise, et ils ont raison de le craindre ; car, dans les siècles démocratiques, ce qu'il y a de plus mouvant, au milieu du mouvement de toutes choses, c'est le cœur de l'homme (DA II 196).

Même s'il ne faut pas confondre l'instabilité des désirs et la myopie des hommes, l'instabilité *anticipée* des désirs pourrait, de manière apparemment rationnelle, engendrer un comportement myope. Pourquoi travailler en vue des biens futurs quand l'expérience enseigne qu'il y a de bonnes chances pour qu'on ne les désire plus quand enfin on pourra les avoir ? De manière analogue, pourquoi créer du durable lorsqu'on sait qu'il sera bientôt périmé ? « Je rencontre un matelot américain, et je lui demande pourquoi les vaisseaux de son pays sont construits de manière à durer peu, et il me répond sans hésiter que l'art de la navigation fait chaque jour des progrès si rapides, que le plus beau navire deviendrait bientôt presque inutile s'il prolongeait son existence au-delà de quelques années » (DA II 40).

En rétrécissant ainsi l'horizon temporel, ne suit-on pas son intérêt bien entendu ? Une satisfaction moyenne des désirs qu'on a ne vaut-elle pas mieux qu'une satisfaction plus complète des désirs qu'on pourrait ne plus avoir ? Une réponse négative est suggérée par un célèbre passage du *Discours de la Méthode* :

> Ma seconde maxime était d'être le plus ferme et le plus résolu en mes actions que je pourrais, et ne suivre pas moins constamment les opinions les plus douteuses, lorsque je m'y serais une fois déterminé, que si elles eussent été très assurées. Imitant en ceci les voyageurs qui, se trouvant égarés en quelque forêt, ne doivent pas errer en tournoyant tantôt d'un côté, tantôt d'un autre, ni encore moins s'arrêter en une place, mais marcher toujours le plus droit qu'ils peuvent vers un même côté, et ne le changer point pour de faibles raisons, encore que ce n'ait peut-être été au commencement que le hasard seul qui les ait déterminés à le choisir [18].

Les deux problèmes sont loin d'être identiques, mais l'idée cartésienne suggère peut-être la raison pour laquelle l'adaptation, apparemment rationnelle, au changement anticipé pourrait être, en fait, un comportement irrationnel. C'est que toute action menée en profondeur et avec application comporte une satisfaction intrinsèque que ne pourra jamais donner une suc-

---

18. Descartes, *Œuvres complètes,* t. VI, p. 24. Pour deux commentaires, voir O. Neurath, « Die verrirten des Cartesius und das Auxiliarmotiv : zur Psychologie des Entschlusses » (1913), traduction anglaise in O. Neurath, *Philosophical Papers 1913-1946* (Dordrecht : Reidel 1983), ainsi que *Le laboureur et ses enfants,* p. 125 sq.

cession de plaisirs éphémères [19]. Supposons que je m'enthousiasme aujourd'hui pour le violon : faut-il en entreprendre l'apprentissage, étant donné la possibilité que dans un an je lui préfère le piano ? Ne serait-il pas préférable d'acheter des disques de violon, quitte à les échanger plus tard contre des disques de piano ? C'est, de toute évidence, un raisonnement sophistique, puisqu'il ignore qu'une action menée sérieusement tend à créer les désirs qui la stabilisent ; l'institution du mariage, par exemple, se comprend à partir de cette proposition. Sans doute les désirs ne sont-ils pas constants, mais le changement peut être l'effet d'un choix conscient plutôt que le produit de l'instabilité sociale.

Parfois on agit contre son intérêt par ignorance ; c'est la raison, notamment, pour laquelle les hommes des sociétés démocratiques aiment l'égalité plus passionnément que la liberté. « Les biens que la liberté procure ne se montrent qu'à la longue, et il est toujours facile de méconnaître la cause qui les fait naître. Les avantages de l'égalité se font sentir dès à présent, et chaque jour on les voit découler de leur source » (DA II 103). Ou encore : « Les hommes qui ont la passion des jouissances matérielles découvrent d'ordinaire comment les agitations de la liberté troublent le bien-être, avant que d'apercevoir comment la liberté sert à le procurer » (DA II 147) [20]. C'est aussi l'une des raisons pour lesquelles les peuples démocratiques se laissent facilement séduire par les démagogues [21] : « J'admettrai sans peine que la masse des citoyens veut très sincèrement le bien du pays ; je vais même plus loin, et je dis que les classes inférieures de la société me semblent mêler, en général, à ce désir moins de combinaisons d'intérêt personnel que les classes élevées ; mais ce qui leur manque toujours, plus ou moins, c'est l'art de juger des moyens tout en voulant sincèrement le but » (DA I 204). Par ce fait on comprend aussi pourquoi les démocraties, bien que capables de réagir vigoureusement aux dangers

19. Voir mon « Self-realization in work and politics », *Social Philosophy and Policy* 3 (1986).

20. Ailleurs, Tocqueville se montre plus subtil, en reconnaissant que la liberté ne conduit au bien-être que si on la cherche pour elle-même, voir notamment DA II 154 et surtout les analyses mieux connues de *L'Ancien Régime* (ARR 217).

21. Une autre raison est indiquée quelques lignes plus loin : c'est le sentiment démocratique de l'envie qui porte « le peuple à écarter les hommes distingués du pouvoir » (DA I 205).

immédiats, sont moins capables que les aristocraties d'efforts soutenus et continus : « C'est cette perception claire de l'avenir, fondée sur les lumières et l'expérience, qui doit souvent manquer à la démocratie. Le peuple sent bien plus qu'il ne raisonne ; et si les maux actuels sont grands, il est à craindre qu'il oublie les maux plus grands qui l'attendent peut-être en cas de défaite » (DA I 233).

Tocqueville ajoute : « Il y a encore une autre cause qui doit rendre les efforts d'un gouvernement démocratique moins durables que les efforts d'une aristocratie. Le peuple, non seulement voit moins clairement que les hautes classes ce qu'il peut espérer ou craindre de l'avenir, mais encore il souffre bien autrement qu'elles des maux du présent » (*ibid.*). L'idée se généralise facilement : si les pauvres ne suivent pas la stratégie qui consiste à reculer pour mieux sauter, la raison n'en est pas forcément ignorance ou insouciance du lendemain mais, plus simplement, absence de moyens. Pour qui a tout juste de quoi vivre, le sacrifice de la consommation présente en vue d'une consommation future plus grande n'a aucun sens.

On peut aussi agir contre son intérêt par faiblesse de volonté, mais ce n'est pas un cas de figure important chez Tocqueville. Une rare référence explicite à ce phénomène est la suivante : « La majorité elle-même n'est pas toute-puissante. Au-dessus d'elle, dans le monde moral, se trouvent l'humanité, la justice et la raison ; dans le monde politique, les droits acquis. La majorité reconnaît ces deux barrières, et s'il lui arrive de les franchir, c'est qu'elle a des passions, comme chaque homme, et que, semblable à eux, elle peut faire le mal tout en discernant le bien » (DA I 213). Encore s'agit-il dans ce texte d'un conflit entre la morale et les passions, et non pas entre l'intérêt à long terme et l'intérêt ou la passion du moment. Il me semble y avoir une raison à cette négligence du comportement akratique. C'est que, pour Tocqueville, l'aveuglement est beaucoup plus important que la faiblesse de volonté ; j'y reviendrai.

Considérons maintenant les passions et leur rôle, et commençons par clarifier une ambiguïté verbale. Tocqueville semble employer le terme de « passion » en deux sens distincts. Parfois il s'en sert pour nommer tout désir très puissant, y compris les désirs qui constituent aussi des intérêts au sens indiqué plus haut. Ainsi parle-t-il souvent (DA I 295-6, DA II 135, 143, 148, 290) de la *passion du bien-être* et des jouissances matérielles qui caractérise les Américains, ce qui n'exclut pas qu'il puisse dire également (DA I 246, DA II 127) que la poursuite du bien-être constitue leur intérêt principal. Dans ce qui suit, j'écarterai ce sens général du terme, pour ne parler que du sens plus restreint selon lequel la passion est un désir qui n'est pas orienté vers l'avantage personnel et qui, au contraire, est capable de détourner les hommes de la poursuite de leurs intérêts. Pour fixer les idées, je citerai comme exemples, dans les sociétés traditionnelles, la passion pour l'honneur et, dans les sociétés démocratiques, la passion pour l'égalité.

J'ai reproduit au chapitre précédent l'observation suivante : « Si l'intérêt éloigné pouvait prévaloir sur les passions et les besoins du moment, il n'y aurait jamais eu de souverains tyranniques ni d'aristocratie exclusive » ((DA I 217). Voici un passage plus élaboré qui va dans le même sens :

> Il ne faut pas s'imaginer cependant que les Etats qui perdent la puissance se dépeuplent ou dépérissent ; leur prospérité ne s'arrête point ; ils croissent même plus promptement qu'aucun royaume de l'Europe. Mais il leur semble qu'ils s'appauvrissent, parce qu'ils ne s'enrichissent pas si vite que leur voisin, et ils croient perdre leur puissance parce qu'ils entrent tout à coup en contact avec une puissance plus grande que la leur : ce sont donc leurs sentiments et leurs passions qui sont blessés plus que leurs intérêts. Mais n'en est-ce point assez pour que la confédération soit en péril ? Si, depuis le commencement du monde, les peuples et les rois n'avaient eu en vue que leur utilité réelle, on saurait à peine ce que c'est que la guerre parmi les hommes ((DA I 399-400).

Ou encore : « Il en est (...) qui voient dans la république un état permanent et tranquille, un but nécessaire vers lequel les idées et les mœurs entraînent chaque jour les sociétés modernes, et qui voudraient sincèrement préparer les hommes à être libres. Quand ceux-là attaquent les croyances religieuses, ils suivent leurs passions et non leurs intérêts. C'est le despotisme qui peut se passer de la foi, mais non la liberté » (SA I 308). Enfin, on doit citer l'idée très chère à Tocqueville selon laquelle la passion démocratique pour l'égalité est susceptible de subvertir les intérêts :

> Les peuples démocratiques aiment l'égalité dans tous les temps, mais il est de certaines époques où ils poussent jusqu'au délire la passion qu'ils ressentent pour elle. Ceci arrive au moment où l'ancienne hiérarchie sociale, longtemps menacée, achève de se détruire, après une dernière lutte intestine, et que les barrières qui séparaient les citoyens sont enfin renversées. Les hommes se précipitent alors sur l'égalité comme sur une conquête, et ils s'y attachent comme à un bien précieux qu'on veut leur ravir. La passion d'égalité pénètre de toutes parts dans le cœur humain, elle s'y étend, elle le remplit tout entier. Ne dites point aux hommes qu'en se livrant aussi aveuglément à une passion exclusive, ils compromettent leurs intérêts les plus chers ; ils sont sourds. Ne leur montrez pas la liberté qui s'échappe de leurs mains tandis qu'ils regardent ailleurs ; ils sont aveugles, ou plutôt ils n'aperçoivent dans tout l'univers qu'un seul bien digne d'envie (DA II 103-4).

Il existe en effet un « sentiment démocratique de l'envie » (DA I 325) qui pousse les hommes à agir contre leur intérêt, « un goût dépravé pour l'égalité, qui porte les faibles à vouloir attirer les forts à leur niveau, et qui réduit les hommes à préférer l'égalité dans la servitude à l'inégalité dans la liberté » (DA I 53). Puisque la liberté elle-même conduit au bien-être matériel, ainsi qu'on l'a vu plus haut, sacrifier celle-ci à une égalité matérielle plus grande équivaut à accepter un état social tel qu'il en existe un autre que tous préfèrent strictement au premier, c'est-à-dire, dans le vocabulaire économique, un « état social Pareto-inférieur » au sens fort. Je vais m'expliquer[22]. Supposons que, dans un régime libre, les nantis gagnent 20, tandis que la masse de la nation ne gagne que 10. Il se peut alors que celle-ci soit prête à accepter un régime despotique qui réduise tout le monde au niveau de 10 : c'est un état Pareto-inférieur au sens faible. Mais supposons aussi qu'à la suite de l'abolition de la liberté politique cette prédiction de Tocqueville se révèle exacte : « Si les hommes parvenaient jamais à se contenter des biens matériels, il est à croire qu'ils perdraient peu à peu l'art de les produire » (DA II 154). Il se pourra alors

22. Une définition plus précise est la suivante. Supposons deux distributions de revenus, A et B, entre n personnes : A = $(a_1, a_2 \ldots a_n)$, B = $(b_1, b_2 \ldots b_n)$. B est alors Pareto-inférieur à A au sens fort si pour tout **i**, $a_i > b_i$; B est Pareto-inférieur au sens faible s'il existe un **i** tel que $a_i > b_i$ et si pour aucun **j** il n'est un cas où $a_j < b_j$.

qu'après un certain laps de temps le niveau de tout le monde soit réduit à 8 : ce serait un état Pareto-inférieur au sens fort.

La passion d'envie, très importante chez Tocqueville constitue pourtant un chapitre obscur ou incomplet de sa pensée[23]. Les deux principales difficultés me semblent être les suivantes. D'une part, on ne sait pas trop si Tocqueville pense que la passion d'envie peut conduire à « bouder son ventre », c'est-à-dire à préférer un état social qui, sur le plan du bien-être matériel, serait Pareto-inférieur au sens fort. Autrement dit, les hommes des sociétés démocratiques accepteraient-ils, en toute connaissance de cause, une réduction de leur bien-être matériel dans le but de ramener les autres à ce même bas niveau ? On a vu qu'ils sont prêts à accepter un état Pareto-inférieur au sens faible ; prêts également, afin de pouvoir réaliser cet état, à accepter des mesures dont l'effet ultérieur sera de créer un état Pareto-inférieur au sens fort. Mais, comme on l'a lu plus haut, « les biens que la liberté procure ne se montrent qu'à la longue, et il est toujours facile de méconnaître la cause qui les fait naître » ; la juxtaposition de ces deux propositions ne permet pas de conclure que les hommes des sociétés démocratiques sont prêts à sacrifier leur bien-être personnel afin d'obtenir un égal bien-être pour tous. Ce sacrifice pourrait être un effet non voulu d'une intention sans doute perverse, mais à un degré quand même moindre.

Le seul passage, à ma connaissance, qu'on puisse lire dans le sens d'une telle affirmation est celui où Tocqueville nous dit, à propos du service militaire, que « c'est l'inégalité du poids et non le poids qui fait d'ordinaire qu'on lui résiste » (DA II 277).

---

23. Je ne connais pas de bonnes études du phénomène d'envie. Les travaux de H. Schoeck, *Envy : A Theory of Social Behavior* (Indianapolis : Liberty Press Reprint 1987) et de G.F. de la Mora, *Envy : The Political Foundations of Social Justice* (New York : Paragon House 1987) fournissent des aperçus historiques, psychologiques et sociologiques utiles, mais sont l'un et l'autre viciés par les options politiques de leurs auteurs. Une étude plus spécialisée et plus étoffée est celle de S. Ranulf, *The Jealousy of the Gods and Criminal Law at Athens*, t. 1-2 (Londres : Williams and Norgate 1933-34). Parmi les grandes encyclopédies scientifiques, ni le *International Encyclopedia of the Social Sciences* (New York : Macmillan 1968) ni le *Encyclopedia of Philosophy* (New York : Macmillan 1967) ne contiennent d'article sur l'envie, laquelle est mentionnée une fois dans l'index du premier et pas du tout dans celui du second. Les économistes semblent plus intéressés : voir l'article « Envy » de P. Hammond dans *The New Palgrave : A Dictionary of Economics* (Londres : Macmillan 1987). Pour quelques classifications rudimentaires, voir *The Cement of Society*, p. 252-263.

On pourrait dire, peut-être, que le sacrifice de la liberté politique pour l'égalité économique revient au même. Les hommes des sociétés démocratiques ayant un « goût instinctif » pour la liberté, la sacrifier sans obtenir aucun avantage personnel ne serait-ce pas aussi accepter un état Pareto-inférieur au sens fort ? Mais je ne pense pas que la liberté soit un « intérêt » au sens de Tocqueville : c'est une passion, avec la propriété paradoxale d'être à la fois indifférente aux intérêts et favorable à leur réalisation.

D'autre part, on ne sait pas trop non plus dans quel sens il faut comprendre la célèbre proposition tocquevillienne selon laquelle, lorsque « les conditions diffèrent peu, les moindres avantages ont de l'importance. Comme chacun voit autour de soi un million de gens qui en possèdent de tout semblables ou d'analogues, l'orgueil devient exigeant et jaloux ; il s'attache à des misères et les défend opiniâtrement » (DA II 234). L'idée fondamentale chez Tocqueville, reprise plus tard par Paul Veyne, on l'a vu dans le premier chapitre, semble sans ambiguïté. Dans les sociétés traditionnelles, les inégalités étaient grandes, mais le sentiment d'envie absent. Dans les sociétés démocratiques, les inégalités sont très réduites, et le sentiment d'envie beaucoup plus fort[24]. Mais quelles sont au juste les causes de ce sentiment ? Serait-ce à la fois l'égalité dans l'ensemble et l'inégalité dans le détail ?

Pour bien cerner le problème, imaginons qu'il s'agit de déterminer la force du sentiment d'envie qu'éprouve l'individu A ayant un revenu **x** quand il se compare à l'individu B ayant un revenu **y**, à l'intérieur d'une société dont le coefficient d'inégalité[25] des revenus est de l'ordre de **z**. On peut supposer qu'il existe une *fonction d'envie* qui, à tout **x, y** et **z** associe un niveau particulier d'envie chez l'individu A. Il est clair que cette fonction dépend négativement de **z** : plus la société en question est caractérisée par l'inégalité, moins une inégalité binaire (**x, y**) donnée est éprouvée comme inacceptable. Ce qui est moins

24. Il faut se rappeler que le mot « égalité » chez Tocqueville n'implique pas seulement l'égalité des conditions à un moment donné, mais aussi et même surtout une mobilité *de facto* très élevée. Cela dit, il joue sur l'un et l'autre sens d'une manière parfois arbitraire.

25. Il existe de nombreuses manières de mesurer le degré d'inégalité parmi les individus ; voir par exemple A. Sen, *On Economic Inequality* (Oxford : Blackwell 1975).

clair, c'est si la fonction dépend positivement ou négativement de **y**, pour **x** donné. Ainsi, dans une société démocratique (avec un coefficient d'inégalité faible) les petites différences sont-elles ressenties plus fortement que les grandes inégalités ?

J'ai cherché en vain chez Tocqueville des textes qui permettent de répondre à cette question. D'une part, il affirme que « les hommes sont beaucoup plus frappés de l'inégalité qui existe dans l'intérieur d'une même classe que des inégalités qu'on remarque entre les différentes classes » (DA I 371), ce qui semblerait indiquer que la fonction d'envie dépend négativement de la différence entre **y** et **x**. D'autre part, il affirme que « le fonctionnaire secondaire est presque au niveau du peuple, tandis que l'autre le domine. Le premier peut donc encore exciter son intérêt, mais l'autre commence à faire naître son envie » (DA 221), ce qui suggère une dépendance positive. Je ne connais pas assez bien la psychologie sociale contemporaine pour pouvoir dire si l'ambiguïté a été résolue ; si tel n'est pas le cas, le problème pourrait poser un défi intéressant.

Il est clair, d'après ces exemples, qu'il peut y avoir conflit entre les intérêts et les passions. Il est de mon intérêt de tolérer la religion à cause de son utilité sociale, mais la haine que j'éprouve pour les croyances superstitieuses me dicte une attitude toute différente. Il est de mon intérêt d'encourager les industrieux, mais mon désir passionné pour l'égalité me porte dans la direction opposée. Refuser un duel est une action déshonorante (DA II 238), qui est pourtant dans mon intérêt. Dans les cas de ce type, on distingue trois éléments : un désir intéressé de **x** ; un désir passionné de **y**, pourtant incompatible avec **x** ; et le jugement que l'un de ces deux désirs doit l'emporter sur l'autre. On peut alors distinguer quatre cas : 1) on juge que l'intérêt doit l'emporter sur la passion, et il l'emporte effectivement ; 2) on juge que la passion doit l'emporter sur l'intérêt, et elle l'emporte effectivement ; 3) on juge que l'intérêt doit l'emporter sur la passion, mais c'est celle-ci qui l'emporte ; 4) on juge que la passion doit l'emporter sur l'intérêt, mais c'est celui-ci qui l'emporte.

Le cas (1) ne demande pas de commentaire. L'acceptation du duel exemplifie le cas (2). (3) et (4) sont des cas de *faiblesse de volonté,* le fait d'agir contrairement à ce que, toutes choses prises en considération, on pense devoir faire. Là encore, le cas (3) ne présente pas de difficulté, mais le cas (4) pourrait sembler plus paradoxal. En réalité comme en logique, rien n'exclut qu'on puisse manquer à ses passions par faiblesse de volonté. Tocqueville donne un très bel exemple de cette possibilité dans « L'Etat politique et social de la France avant et depuis 1789 ». Se référant à la crise morale de la noblesse avant la Révolution, il écrit :

> Non seulement les nobles ne pouvaient pas s'enrichir eux-mêmes à l'aide du commerce et de l'industrie, mais les mœurs leur défendaient de s'approprier par des alliances la richesse ainsi acquise. Un gentilhomme eût cru s'abaisser en épousant la fille d'un riche roturier. Il n'était pas rare cependant de leur voir contracter des unions de cette nature ; car leur fortune décroissait plus vite que leurs désirs. Ces alliances vulgaires, qui enrichissaient quelques membres de la noblesse, achevaient d'enlever au corps lui-même la puissance d'opinion qui, seule, lui restait encore.
> On doit prendre bien garde aux motifs des hommes, avant de les louer de s'élever au-dessus d'un préjugé. Pour les juger, il faut se placer au point de vue particulier de celui qui agit, et non point dans le point de vue général et absolu de la vérité. Marcher à l'encontre d'une opinion commune parce qu'on la croit fausse est assurément une chose belle et vertueuse. Mais il est presque aussi périlleux pour la moralité humaine de mépriser un préjugé parce qu'il est gênant que d'abandonner une idée vraie parce qu'elle est dangereuse. Les nobles avaient d'abord eu le tort de croire s'avilir en épousant les filles des roturiers ; et ensuite le tort plus grand peut-être de les épouser ayant cette croyance[26].

En revanche, on ne trouve pas chez Tocqueville beaucoup d'exemples du cas (3). Lorsqu'il traite — longuement, on l'a vu — des conflits où la passion l'emporte sur l'intérêt, le mécanisme de cette victoire n'est pas celui qui est à l'œuvre dans la faiblesse de volonté. Dans ce dernier phénomène, on « fait le mal tout en discernant le bien », c'est-à-dire que l'on cède aux tentations en connaissance de cause. Dans la vie politique, il arrive beaucoup plus souvent que la passion fait oublier ou perdre de vue l'intérêt. Tocqueville ne suit pas saint

26. *Œuvres complètes,* t. II, vol. 1, p. 42.

Paul[27] en disant qu'en succombant aux passions nous sommes conscients d'agir contre notre intérêt (ou contre la morale), mais plutôt Aristote[28] en suggérant que la passion nous empêche d'avoir une représentation correcte de ce qui est de notre intérêt. Je ne peux pas prouver, textes à l'appui, que c'est ainsi que Tocqueville a compris l'action des passions contre l'intérêt. Mais les adjectifs dont il se sert constamment pour caractériser les passions sont « aveugle », « sourd » et « irréfléchi », ce qui suggère, à mon avis, que le mécanisme est celui de l'aveuglement plutôt que celui de la faiblesse de volonté.

Pour subvertir l'intérêt, les passions ont aussi recours à un autre moyen : la tromperie de soi-même ou la mauvaise foi. Sous l'influence des passions, on se persuade facilement que l'action désirée par les passions est en effet compatible avec — ou même exigée par — l'intérêt. Faut-il accepter un troisième verre de whisky avant de rentrer chez moi en voiture ? Avant le premier verre, j'avais une perception correcte des dangers que comporte la conduite en état d'ivresse ; après le deuxième, je me dis que la route sera déserte et que la police routière doit avoir mieux à faire que de sortir en masse la nuit[29]. Dans la *Démocratie,* Tocqueville ne se réfère jamais, à ma connaissance, à ce mécanisme. Pour lui, les passions font oublier l'intérêt plus qu'elles n'en dénaturent la perception.

En politique, il existe aussi une mauvaise foi qui opère d'une manière inverse. Rien dans les débats politiques n'est aussi efficace que l'enthousiasme sincère ; il faut donc savoir s'enthousiasmer pour ce qui par ailleurs est conforme à l'intérêt. J'ai cité au chapitre précédent la référence à « la faculté précieuse et même quelquefois nécessaire en politique de se créer des convictions passagères suivant [les] passions et [les] intérêts du moment » (S 105). Voyons maintenant un texte de portée plus générale :

> Ce que j'appelle les grands partis politiques sont ceux qui s'attachent aux principes plus qu'à leurs conséquences ; aux généralités et non aux cas particuliers ; aux idées et non aux hommes. Ces partis ont, en général, des traits plus nobles, des

27. *Lettre aux Romains,* 7 : 19.
28. *Ethique à Nicomaque,* 1103.
29. Pour une analyse très fine de ce genre de problèmes, voir D. Pears, *Motivated Irrationality.*

> passions plus généreuses, des convictions plus réelles, une allure plus franche et plus hardie que les autres. L'intérêt particulier, qui joue toujours le plus grand rôle dans les passions politiques, se cache ici plus habilement sous le voile de l'intérêt public ; il parvient même quelquefois à se dérober aux regards de ceux qu'il anime et fait agir. Les petits partis, au contraire, sont en général sans foi politique. Comme ils ne se sentent pas élevés et soutenus par de grands objets, leur caractère est empreint d'un égoïsme qui se produit ostensiblement à tous leurs actes. Ils s'échauffent toujours à froid, leur langage est violent, mais leur marche est timide et incertaine (DA I 179).

D'une part, donc, les passions subvertissent les intérêts, soit parce qu'elles nous font oublier notre intérêt réel, soit parce que, étant sous leur empire, nous nous formons de lui une idée fausse. D'autre part, les passions peuvent nous aider merveilleusement dans la poursuite de nos intérêts, soit parce qu'elles nous donnent un surcroît de confiance en nous-mêmes, soit parce que les convictions passionnées inspirent plus de confiance chez les autres que celles qui sentent le calcul. Une conviction passionnée n'est pas forcément une expression de mauvaise foi, pas même les convictions passionnées qui se succèdent en cascade, comme elles le font souvent chez les personnes dont les convictions sont plus fortes que profondes. C'est seulement si la succession de convictions passionnées correspond point par point à la succession des intérêts qu'on se trouve avoir qu'il convient de parler de mauvaise foi.

Il est temps d'écarter une ambiguïté dans la notion de passion, en distinguant entre les passions impulsives et les passions sociales. Par celles-ci j'entends les passions pour ainsi dire permanentes, qui accompagnent et soutiennent les normes sociales dans une société donnée ; par celles-là les passions passagères qui se produisent spontanément pour s'éteindre aussitôt. Les deux apparaissent ensemble dans le passage suivant, qui mérite un bref commentaire :

> Or, du moment où vous enlevez aux propriétaires fonciers un grand intérêt de sentiment, de souvenirs, d'orgueil, d'ambition à conserver la terre, on peut être assuré que tôt ou tard ils la vendront, car ils ont un grand intérêt pécuniaire à la vendre, les capitaux mobiliers produisant plus d'intérêt que les autres, et

se prêtant bien plus facilement à satisfaire les passions du moment (DA I 48).

Dans les sociétés traditionnelles, fondées sur la primogéniture, la propriété foncière est l'objet d'une passion profonde et constante : « c'est un témoin impérissable du passé et un gage précieux de l'existence à venir » (*ibid.*). Il y a eu très longtemps comme un tabou sur la vente de la propriété foncière[30]. Pour elle, on renonce volontiers à l'intérêt, aux deux sens du mot employés ici par Tocqueville. L'établissement du partage égal sape les fondements de cette passion et fait apparaître à sa place à la fois l'intérêt nu et les passions du moment. On notera les deux propriétés du capital mobilier signalées ici par Tocqueville : il rend un intérêt plus élevé et il est plus liquide. On comprend bien qu'il soit de mon intérêt que mon capital ait un rendement élevé ; on comprend également que la liquidité du capital permette de satisfaire plus facilement les passions du moment ; mais on comprend moins bien quand Tocqueville suggère que j'ai intérêt à avoir mon capital sous une forme qui en permette la dissipation rapide et facile. On dirait plutôt le contraire : il est de mon intérêt bien entendu de garder mon capital dans une forme relativement peu liquide, pour me protéger contre les passions du moment[31].

Tocqueville se réfère souvent, de manière très critique, aux passions impulsives du peuple dans les sociétés démocratiques. Lorsque le moment des élections s'approche, le peuple tient prisonnier le président, qui « ne gouverne plus dans l'intérêt de l'Etat, mais dans celui de sa réélection ; il se prosterne devant la majorité, et souvent, au lieu de résister à ses passions, comme

30. L. Stone, *The Causes of the English Revolution* (New York : Harper and Row 1972), p. 73.

31. Voir sur ce point l'analyse des « comptes d'épargne pour Noël » par H. Shefrin et R. Thaler, « An economic theory of self-control », *Journal of Political Economy* 88 (1980), où ils montrent que beaucoup de gens sont prêts à accepter un taux d'intérêt bas en échange de contraintes très fortes sur la possibilité de retirer leur argent : se sachant incapables de contrôler leurs passions du moment, ils « achètent du contrôle d'eux-mêmes » aux banques. Je remarque que cette manière de faire face à sa propre irrationalité est elle-même irrationnelle, car pourquoi les banques ne paieraient-elles pas pour le privilège de pouvoir disposer d'une manière plus prévisible des sommes qui leur sont confiées ? C'est ainsi qu'en Norvège on peut faire de l'épargne forcée en mettant son argent sur un compte qui rapporte beaucoup tout en rendant le capital moins liquide.

son devoir l'y oblige, il court au-devant de ses caprices » (DA I 137). Tocqueville note, à propos des légistes, que « l'habitude de diriger vers le but les passions aveugles des plaideurs leur donne un certain mépris pour le jugement de la foule » (DA I 275). Le même effet s'obtient aussi par une voie différente : « Les hommes qui ont fait leur étude spéciale des lois ont puisé dans ces travaux des habitudes d'ordre, un certain goût des formes, une sorte d'amour instinctif pour l'enchaînement régulier des idées, qui les rendent naturellement fort opposés à l'esprit révolutionnaire et aux passions irréfléchies de la démocratie » (*ibid.*). Ainsi, « lorsque le peuple américain se laisse enivrer par ses passions, ou se livre à l'entraînement de ses idées, les légistes lui font sentir un frein presque invisible qui le modère et l'arrête » (DA I 280).

Ailleurs, il reconnaît à ces passions populaires des aspects plus positifs, et pourtant limités :

> Il est incontestable que les peuples libres déploient en général, dans les dangers, une énergie infiniment plus grande que ceux qui ne le sont pas, mais je suis porté à croire que ceci est surtout vrai des peuples libres chez lesquels domine l'élément aristocratique. La démocratie me paraît bien plus propre à diriger une société paisible, ou à faire au besoin un subit et vigoureux effort, qu'à braver pendant longtemps les grands orages de la vie politique des peuples. La raison en est simple : les hommes s'exposent aux dangers et aux privations par enthousiasme, mais ils n'y restent longtemps exposés que par réflexion. Il y a dans ce qu'on appelle le courage instinctif lui-même plus de calcul qu'on ne pense ; et quoique les passions seules fassent faire, en général, les premiers efforts, c'est en vue du résultat qu'on les continue (DA I 232-3).

Il me semble, que Tocqueville se trompe ici sur sa propre pensée. Il souligne le contraste entre une passion passagère et le calcul intéressé qui seul est capable de soutenir un effort durable. Mais le trait caractéristique d'une aristocratie n'est-il pas plutôt d'avoir des *passions durables,* qui s'opposent à la fois aux passions passagères et au calcul intéressé ? On a lu au chapitre précédent le passage où il avoue : « Je ne me fie point à ce patriotisme réfléchi qui se fonde sur l'intérêt et que l'intérêt, en changeant d'objet, peut détruire » (DA I 389)[32]. Il réserve son respect à ceux qui « s'attachent aux principes plus qu'à leurs conséquences » (DA I 179). « C'est ainsi qu'au sein même des jouissances matérielles les membres d'une aristocratie font souvent voir un mépris orgueilleux pour ces mêmes jouissances et trouvent des forces singulières quand il faut enfin s'en priver » (DA II 134). Et encore : « Pendant que la noblesse jouissait de son pouvoir, et longtemps encore après qu'elle l'eut perdu, l'honneur aristocratique donnait une force extraordinaire aux résistances individuelles » (DA I 327-8). Le plus souvent, chez lui, le calcul indique une âme mesquine et froide, à l'opposé « des traits plus nobles, des passions plus généreuses, des convictions plus réelles » (DA I 179) qui provoquent son admiration. La référence à la prévoyance et à la prudence des nobles fait exception dans une œuvre qui tend plutôt à accentuer leur attachement — parfois absurde — aux principes et leur mépris pour le calcul des conséquences.

Ces remarques suggèrent qu'il faut introduire une troisième catégorie de motivation : *les normes sociales,* maintenues à la fois par une éthique intériorisée et par les sanctions auxquelles sont exposés ceux qui s'en écartent[33]. Tocqueville en parle un peu partout dans la *Démocratie,* et deux chapitres du second volume leur sont spécialement consacrés.

Dans le chapitre sur les manières américaines, il décrit avec précision le paradoxe de ce phénomène : « Il n'y a rien, au premier abord, qui semble moins important que la forme extérieure des actions humaines, et il n'y a rien à quoi les hommes attachent plus de prix » (DA II 225). Il suffit de lire *Du côté de Guermantes* pour s'apercevoir de l'immense importance subjective qu'ont parfois les règles d'étiquette sociale, et de la misère profonde dans laquelle peuvent sombrer ceux qui les transgressent. Et pourtant rien ne saurait avoir moins d'importance intrinsèque. Tocqueville suggère (*ibid.*) qu'elles sont des conventions ; mais ce ne saurait être au même sens que les conventions d'assistance mutuelle mentionnées plus haut,

32. J'y ai cité également un passage où il dit le contraire ; il ne faut donc pas attacher trop de poids à ce support textuel.

33. Voir sur ce sujet les chapitres 3, 5 et 6 de *The Cement of Society.*

car, à la différence de celles-ci, les règles d'étiquette n'ont aucune utilité sociale ou individuelle[34].

Dans le chapitre consacré à l'idée d'honneur, ce phénomène est défini comme une « règle particulière fondée sur un état particulier, à l'aide de laquelle un peuple ou une classe distribue le blâme ou la louange » (DA II 239). Prise à la lettre, cette définition couvrirait également les manières ; mieux encore : elle offre une caractérisation générale des normes sociales, dont les manières et l'honneur sont deux cas particuliers. Tocqueville traite d'abord de l'honneur féodal, dans lequel il distingue deux traits principaux. D'une part, « les actions n'étaient point toujours louées ni blâmées en raison de leur valeur intrinsèque, mais (...) il arrivait quelquefois de les priser uniquement par rapport à celui qui en était l'auteur ou l'objet. (...) Certains actes étaient donc indifférents de la part d'un roturier, qui déshonoreraient un noble » (*ibid.*). D'autre part, les actions que dictait l'honneur avaient souvent un aspect bizarre et capricieux.

> Dans certains cas, l'honneur féodal prescrivait la vengeance et flétrissait le pardon des injures ; dans d'autres, il commandait impérieusement aux hommes de se vaincre, il ordonnait l'oubli de soi-même. Il ne faisait point une loi de l'humanité ni de la douceur ; mais il vantait la générosité ; il prisait la libéralité plus que la bienfaisance, il permettait qu'on s'enrichît par le jeu, la guerre, mais non par le travail ; il préférait de grands crimes à de petits gains. La cupidité le révoltait moins que l'avarice, la violence lui agréait souvent, tandis que l'astuce et la trahison lui apparaissaient toujours méprisables (DA II 240).

Pour Tocqueville, l'aspect bizarre de l'honneur ne touche que l'apparence et les détails. L'essentiel du code d'honneur féodal s'explique à partir du fait que « l'aristocratie féodale était née par la guerre et pour la guerre » (*ibid.*). L'honneur féodal n'est point arbitraire, mais s'explique par les « intérêts spéciaux de l'association » (DA II 243). C'est le cas également pour l'hon-

34. Je ne saurais défendre ici cette assertion, éminemment contestable. Que le lecteur intéressé se rapporte au chapitre 3 de l'ouvrage cité dans la note précédente, où je distingue quatre ou cinq sens dans lesquels les normes sociales, y compris les règles d'étiquette, pourraient avoir une utilité sociale, individuelle ou génétique. Je conclus 1) qu'il n'existe pas de réductionnisme qui réussisse à expliquer toutes les normes sociales, et 2) qu'il existe des normes sociales qui ne se laissent expliquer par aucun réductionnisme.

neur américain, qui se réduit à deux principes : la chasteté dans la vie privée et l'audace dans la vie commerciale. D'une part, « l'opinion publique aux Etats-Unis (...) condamne particulièrement les mauvaises mœurs, qui distraient l'esprit humain de la recherche du bien-être et troublent l'ordre intérieur de la famille, si nécessaire au succès des affaires » (DA II 244). D'autre part,

> le courage qu'on connaît le mieux et qu'on estime le plus est celui qui fait braver les fureurs de l'Océan pour arriver plus tôt au port, supporter sans se plaindre les misères du désert, et la solitude, plus cruelles que toutes les misères ; le courage qui rend presque insensible au renversement subit d'une fortune péniblement acquise, et suggère aussitôt de nouveaux efforts pour en construire une nouvelle. Le courage de cette espèce est principalement nécessaire au maintien et à la prospérité de l'association américaine, et il est particulièrement honoré et glorifié par elle. On ne saurait s'en montrer privé, sans déshonneur (DA II 245).

Ce sont, on le voit, des explications fonctionnalistes à l'état pur. Un groupement social se donne les normes et les codes d'honneur dont il a besoin pour soutenir son principe fondamental, que ce soit la prouesse guerrière ou la poursuite du bien-être. Ce type d'explication est dans une large mesure arbitraire, comme je l'ai expliqué au premier chapitre. En l'absence d'un mécanisme précis, il est très improbable que l'indulgence des Américains pour les faillites (voir chap. III) et l'austérité de leurs mœurs puissent s'expliquer par les besoins commerciaux de leur société. Les analyses de l'aristocratie féodale seraient plus plausibles. Mais il existe d'autres aristocraties guerrières aux traits entièrement différents : qu'on songe à Sparte ou au Japon. Le code d'honneur féodal n'y était pas une nécessité fonctionnelle. Sans doute fut-il compatible avec la vocation militaire, ce qui n'est pas dire pour autant qu'il s'explique par celleci.

D'après Tocqueville, les normes sociales sont plus contraignantes dans les régimes aristocratiques que dans les démocraties. La raison principale s'en trouve dans la mobilité plus grande des sociétés démocratiques[35]. « Les hommes qui vivent dans les démocraties sont trop mobiles pour qu'un certain nombre d'entre eux parvienne à établir un code de savoir-vivre et puisse tenir la main à ce qu'on le suive » (DA II 225-6). Et encore : « Dans les Etats démocratiques (...) où tous les citoyens sont confondus dans la même foule et s'y agitent sans cesse, l'opinion publique n'a point de prise ; son objet disparaît à chaque instant, et lui échappe. L'honneur y sera donc toujours moins impérieux et moins pressant ; car l'honneur n'agit qu'en vue du public, différent en cela de la simple vertu, qui vit sur elle-même et se satisfait de son témoignage » (DA II 248). On voit mal comment cette affirmation peut se concilier avec ce que dit Tocqueville de l'importance de l'opinion publique dans les démocraties ; j'y reviendrai.

L'ensemble des motivations humaines constituent un terrain qu'on peut diviser d'innombrables manières. Il n'y a pas de découpage canonique. La division tocquevillienne en intérêts, impulsions et normes sociales me semble néanmoins très heureuse, simple et suggestive. Jusqu'à nouvel ordre, je n'en vois pas de meilleure. Il se révèle souvent utile de se demander, pour un type donné de comportement, lequel de ces trois mobiles est susceptible de l'éclairer. Prenons comme exemple les actes de vengeance[36]. Je me venge quand je cherche à faire souffrir quelqu'un qui m'a fait souffrir, et cela parce qu'il m'a fait souffir, et cela d'une manière qui m'impose le risque de souffrir plus encore. C'est un acte qui a une forte apparence d'irrationalité : puisque ce qui est fait est fait, pourquoi courir un risque pour accomplir un résultat qui ne me bénéficie en rien ? Il se peut que je me venge par une impulsion pré-sociale, comme parfois je donne un coup de pied aux objets inanimés qui frustrent mes intentions. Il se peut également que j'adhère à une norme sociale selon laquelle mon honneur serait perdu si je ne me vengeais pas. Et il se peut enfin que j'agisse par intérêt, de manière tout à fait rationnelle, pour dissuader les autres.

Je passe maintenant à ce qui à mon avis est la contribution

35. Voir M. Tumin, « Some unapplauded consequences of social mobility in a mass society », *Social Forces* 15 (1957).

36. Pour une analyse plus détaillée, voir mon « Norms of vengeance », à paraître in *Ethics*.

la plus originale, la plus systématique et la plus négligée de Tocqueville à la psychologie : la théorie des rapports réciproques entre les désirs et les moyens d'agir. Pour comprendre combien elle est originale, il faut d'abord la situer par rapport à la théorie de la décision telle que la conçoivent couramment les économistes. Dans ce qu'on peut appeler le modèle standard, une action s'explique par un élément subjectif, le désir, et un élément objectif, les moyens[37]. L'acteur rationnel choisit, dans l'ensemble des actions faisables, celle qui donne les résultats qu'il préfère. On suppose toujours, et c'est une prémisse fondamentale, que les désirs et les moyens sont indépendants les uns des autres[38]. L'origine des désirs et des préférences ne fait pas partie du modèle, pas plus que l'origine des moyens et des pouvoirs. Ainsi il y a un problème qui ne peut même pas se poser dans ce modèle, c'est celui de la compossibilité des désirs et des préférences. Toutes les combinaisons de désirs et de moyens sont-elles également possibles, probables ou plausibles ? Telle est évidemment, la question que doit se poser le sociologue. Tocqueville est à ma connaissance le premier qui l'ait posée de manière systématique, ou tout au moins de manière aussi systématique que le lui permet son style lapidaire. Est-il exagéré de dire qu'il est aussi le dernier ? Au moins ne connais-je personne d'autre qui ait traité cette question avec une profondeur et une lucidité comparables.

Reste à établir le bien-fondé de ces affirmations d'apparence un peu extravagante. Je commence par l'observation suivante. Les désirs et les moyens peuvent dépendre les uns des autres de deux manières différentes. Ou bien l'un de ces deux éléments joue un rôle causal dans la production de l'autre. Ce sont

37. Je simplifie sans doute trop, car en réalité les désirs ne sont pas directement confrontés aux moyens, mais seulement aux croyances subjectives qui présentent certains moyens comme accessibles. Au modèle désirs-moyens préféré par les économistes on devrait peut-être substituer le modèle désirs-croyances que préfèrent les philosophes. Mais Tocqueville se sert surtout du premier modèle ; le commentant, je fais de même.

38. Ainsi se justifie le principe de l'indépendance des alternatives non pertinentes. Un principe de ce nom est utilisé aussi dans la théorie du choix social et dans la théorie de la négociation (voir mon Introduction) ; mais j'ai dans l'esprit un principe qui s'applique au choix individuel et d'après lequel l'élimination d'un élément **a** de l'ensemble des options faisables ne doit jamais modifier les préférences de l'individu pour ce qui concerne le choix entre **b** et **c**.

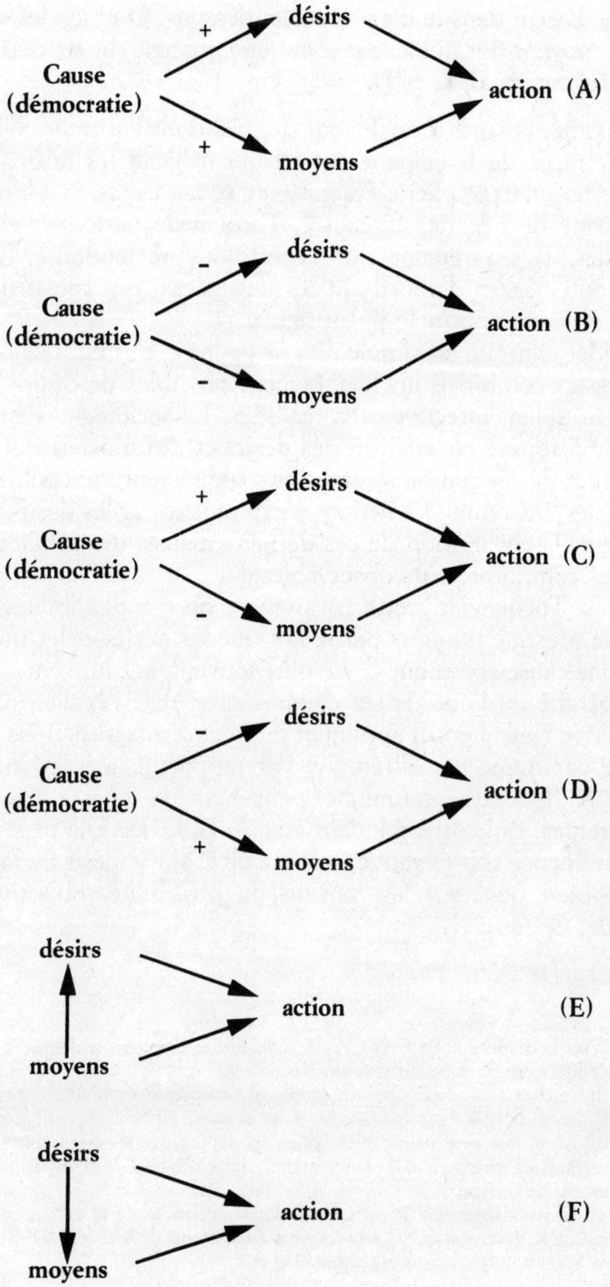
désirs
+
Cause
(démocratie)
+
moyens
action (A)
désirs
–
Cause
(démocratie)
–
moyens
action (B)
désirs
+
Cause
(démocratie)
–
moyens
action (C)
désirs
–
Cause
(démocratie)
+
moyens
action (D)
désirs
moyens
action
(E)
désirs
moyens
action
(F)

les cas **E** et **F** dans le diagramme ci-dessous. Ou bien les désirs et les moyens ont une cause commune qui agit sur les deux. Ce sont les cas **A**, **B**, **C** et **D.**

Les mécanismes **E** et **F** sont des cas dont j'ai traité ailleurs, un exemple de **E** étant le renard qui trouvait les raisins trop verts [39] et un exemple de **F** Ulysse qui se fait lier au mât lorsqu'il approche de l'île des Sirènes [40]. Tocqueville parle souvent du premier, très rarement du second : j'y reviendrai. Mais je voudrait insister d'abord sur les autres cas, qui constituent à mon avis son apport le plus original.

L'idée centrale est simple. On ne peut pas s'attendre à ce que toutes les combinaisons logiquement possibles de désirs et de moyens soient effectivement réalisées. La sociologie démontre qu'il existe une covariation des désirs et des moyens qui rend certaines de ces combinaisons sociologiquement impossibles, ou instables [41]. Comme les actions s'expliquent par les désirs et les moyens, la covariation de ces derniers a aussi des implications sur les comportements observables.

Chez Tocqueville, cette covariation, ou compossibilité, s'explique presque toujours par le fait que les désirs et les moyens ont une cause commune [42]. Le plus souvent, la cause citée est la démocratie ou l'une de ses composantes, telle l'égalité, mais il lui arrive également d'appliquer le schéma aux situations où la cause commune est différente. Par rapport à une action donnée, **X**, la cause commune peut agir de quatre manières différentes, qui correspondent aux **A**, **B**, **C**, **D**. Elle peut avoir une influence soit négative, soit positive, sur le désir de faire **X** aussi bien que, sur les moyens, la possibilité, objective ou perçue, de faire **X**.

39. Voir le chapitre III de *Sour Grapes,* ainsi que le chapitre I ci-dessus.

40. Voir *Le laboureur et ses enfants,* chapitre II.

41. Il y a chez Tocqueville un autre motif qui s'apparente à celui des désirs et des moyens, mais où se substituent à ceux-ci les *besoins,* élément objectif plutôt que subjectif. Ainsi, il se peut que la même cause sociale qui crée le besoin objectif de **X** en assure aussi la satisfaction, ou au contraire y fasse obstacle. Je signalerai plus loin quelques cas de ce type.

42. Si la cause commune **P** est une condition nécessaire de **Q** et une condition suffisante de **R**, il s'ensuit que **Q** sera toujours accompagné de **R** et que, si l'alternative à **R** est **S**, on ne verra jamais ensemble **Q** et **S**.

Chez Tocqueville, la catégorie **A** est presque vide[43]. En voici pourtant un exemple, à propos de l'avancement militaire en temps de guerre :

> Les officiers dont l'âme et le corps ont vieilli dans la paix sont écartés, se retirent ou meurent. A leur place se presse une foule d'hommes jeunes que la guerre a déjà endurcis, et dont elle a étendu et enflammé les désirs. Ceux-ci veulent grandir à tout prix, et grandir sans cesse ; après eux en viennent d'autres qui ont mêmes passions et mêmes désirs ; et, après ces autres-là, d'autres encore, sans trouver de limites que celles de l'armée. L'égalité permet à tous l'ambition, et la mort se charge de fournir à toutes les ambitions des chances (DA II 284).

Ici, c'est la guerre, la cause commune qui à la fois enflamme les ambitions et permet de les satisfaire, contrairement à ce qui se produit normalement dans les démocraties, nous le verrons plus loin.

Par contre, Tocqueville fourmille d'exemples du cas **B**, qu'on repère facilement grâce à la locution « non seulement ». Un exemple célèbre : « Ainsi, non seulement la loi des successions rend difficile aux familles de conserver intacts les mêmes domaines, mais elle leur ôte le désir de le tenter » (DA I 49). Un exemple apparemment semblable est le suivant : « Aussi la volonté de se livrer à ces travaux [intellectuels] manque-t-elle aussi bien que le pouvoir » (DA I 51). Mais l'examen du contexte montre que Tocqueville résume mal sa pensée, qui repose en réalité sur une combinaison du cas **C** et du cas **D.** « En Amérique, la plupart des riches ont commencé par être pauvres ; presque tous les oisifs ont été, dans leur jeunesse, des gens occupés ; d'où il résulte que, quand on pourrait avoir le goût de l'étude, on n'a pas le temps de s'y livrer ; et que, quand on a acquis le temps, on n'en a plus le goût » (*ibid.*).

Un autre exemple célèbre est l'analyse d'après laquelle « l'esclavage n'empêche (...) pas seulement les blancs de faire fortune, il les détourne de le vouloir » (DA I 363). D'une part,

---

43. Le passage suivant entre pourtant dans cette catégorie, si l'on substitue les besoins aux désirs (voir note 41) : « J'ai fait voir plus haut comment les hommes qui vivent dans les siècles d'égalité avaient un continuel besoin de l'association pour se procurer presque tous les biens qu'ils convoitent et, d'une autre part, j'ai montré comment la grande liberté politique perfectionnait et vulgarisait dans leur sein l'art de s'associer » (DA II 147).

le travail libre est à la fois plus efficace et moins cher, en dépit des apparences : « l'ouvrier libre reçoit un salaire ; l'esclave, une éducation, des aliments, des soins, des vêtements ; l'argent que dépense le maître pour l'entretien de l'esclave s'écoule peu à peu et en détail ; on l'aperçoit à peine : le salaire que l'on donne à l'ouvrier se livre d'un seul coup, et il ne semble enrichir que celui qui le reçoit ; mais en réalité l'esclave a plus coûté que l'homme libre, et ses travaux ont été moins productif » (DA I 362)[44]. D'autre part, « l'influence de l'esclavage (...) pénètre jusque dans l'âme même du maître, et imprime une direction particulière à ses idées et à ses goûts » (DA I 363). Puisqu'il associe le travail avec la condition servile, le maître « ne méprise pas seulement le travail, mais toutes les entreprises que le travail fait réussir » (*ibid.*). D'après Marx, l'absence d'investissement dans les sociétés esclavagistes s'explique par la psychologie de l'esclave, qui trouve son *Selbstgefühl* en maltraitant les instruments de travail[45]. D'après l'interprétation hégélienne de Genovese (voir le premier chapitre), elle s'explique par la psychologie de l'esclavagiste. D'après Tocqueville, ils pourraient avoir raison tous les deux : la stagnation de l'économie esclavagiste fut surdéterminée.

Voici, pour terminer, quelques exemples tirés du second volume. D'après Tocqueville, l'adultère est rare dans les sociétés démocratiques[46] : « Cette vie tumultueuse et sans cesse tracassée, que l'égalité donne aux hommes, ne les détourne pas seulement de l'amour en leur ôtant le loisir de s'y livrer ; elle les en écarte encore par un chemin plus secret, mais plus sûr » (DA I 216). Ce chemin, bien entendu, prend la forme d'une action sur les désirs : « Les citoyens d'une démocratie (...) ne courent pas volontiers après des émotions violentes et capricieuses » (*ibid.*). Deux autres exemples ont une structure analogue. « Non seulement ils n'ont pas naturellement le goût de s'occuper du public, mais souvent le temps leur manque pour le faire. La vie privée est si active dans les temps démocratiques, si agitée, si remplie de désirs, de travaux, qu'il ne reste presque

---

44. Marx fait une observation identique dans le premier volume du *Capital,* in *Œuvres : Economie I,* p. 1035.

45. *Ibid.,* p. 748.

46. On notera que ce raisonnement diffère de l'explication fonctionnaliste de la chasteté américaine, mentionnée plus haut.

plus d'énergie ni de loisir à chaque homme pour la vie politique » (DA II 300). Ou encore : « Ainsi, les peuples démocratiques n'ont ni le loisir ni le goût d'aller à la recherche d'opinions nouvelles » (DA II 267). Envisageant la possibilité de la défaite d'une armée démocratique, Tocqueville écrit : « Non seulement la population ne pourra plus alors continuer la guerre, mais il est à craindre qu'elle ne veuille pas le tenter » (DA II 290). Et, pour finir sur l'exemple sans doute le plus curieux, son explication du faible développement des arts dans les démocraties : « L'égalité ne détourne pas seulement les hommes de la peinture de l'idéal ; elle diminue le nombre des objets à peindre » (DA II 77).

Les cas **A** et **B** représentent pour ainsi dire des cas surdéterminés. Au contraire, dans les cas **C** et **D**, l'action est empêchée, ou bien par le manque de moyens ou bien par l'absence de désirs, l'autre élément nécessaire étant pourtant présent.

Pour le cas **C**, j'ai déjà cité l'idée que les Américains n'ont pas le temps de se livrer aux études quand ils en ont le désir. Beaucoup plus important est l'exemple suivant, qui résume une grande partie des analyses de la *Démocratie* :

> Cette même égalité qui permet à chaque citoyen de concevoir de vastes espérances rend tous les citoyens individuellement faibles. Elle limite de tous côtés leurs forces, en même temps qu'elle permet à leurs désirs de s'étendre. (...) Cette opposition constante qui règne entre les instincts que fait naître l'égalité et les moyens qu'elle fournit pour les satisfaire tourmente et fatigue les âmes. On peut concevoir des hommes arrivés à un certain degré de liberté qui les satisfasse entièrement. Ils jouissent alors de leur indépendance sans inquiétude et sans ardeur. Mais les hommes ne fonderont jamais une égalité qui leur suffise (DA II 144).

Ce texte suggère que l'anomie est un fait inéluctable et chronique dans les sociétés démocratiques[47]. Ailleurs, il dit pourtant le contraire, lorsqu'il affirme le caractère transitionnel de l'anomie :

> Les ambitions se montrent donc toujours fort grandes, tant que dure la révolution démocratique : il en sera de même quelque

47. Pour la théorie durkheimienne de l'anomie chronique, voir P. Besnard, *L'anomie* (Paris : Presses Universitaires de France 1987), p. 100 sq.

> temps encore après qu'elle est finie. Le souvenir des événements extraordinaires dont ils ont été témoins ne s'efface point en un jour de la mémoire des hommes. Le sentiment de l'instabilité se perpétue au milieu de l'ordre. (...) Les désirs demeurent très vastes alors que les moyens de les satisfaire diminuent chaque jour. Le goût des grandes fortunes subsiste, bien que les grandes fortunes deviennent rares, et l'on voit s'allumer de toutes parts des ambitions disproportionnées et malheureuses qui brûlent en secret et sans fruit le cœur qui les contient (DA II 251).

Je citerai plus loin la suite du passage, qui dit que les désirs se proportionnent mieux aux moyens au sein de l'équilibre démocratique. Ce texte semblerait trahir une idée centrale de Tocqueville selon laquelle la frustration et l'inquiétude sont des données constantes et fondamentales des sociétés démocratiques ; j'expliquerai plus loin pourquoi il n'en est rien.

Un cas spécial d'anomie est offert par l'armée :

> Au sein des armées démocratiques, le désir d'avancer est presque universel ; il est ardent, tenace, continuel ; il s'accroît de tous les autres désirs, et ne s'éteint qu'avec la vie. Or, il est facile de voir que, de toutes les armées du monde, celles où l'avancement doit être le plus lent en temps de paix sont les armées démocratiques. Le nombre des grades étant naturellement limité, le nombre des concurrents presque innombrable, et la loi inflexible de l'égalité pesant sur tous, nul ne saurait faire de progrès rapides, et beaucoup ne peuvent bouger de place. Ainsi le besoin d'avancer est plus grand et la facilité d'avancer moindre qu'ailleurs (DA II 272).

Là encore, on verra Tocqueville affirmer le contraire : les officiers finissent par accepter la situation et par s'adapter au manque de possibilités d'avancement. Dans ce cas, l'idée d'une anomie permanente et constitutive est effectivement moins plausible.

Le cas **D**, enfin, est aussi illustré par la proposition selon laquelle les Américains n'ont pas le goût de l'étude quand enfin ils en ont le loisir. Dans le même sens va son explication, discutée au chapitre précédent, du manque d'ambition des Américains.

> Par haine du privilège et par embarras du choix, on vient à contraindre tous les hommes, quelle que soit leur taille, à passer

> au travers d'une même filière, et on les soumet tous indistinctement à une multitude de petits exercices préliminaires, au milieu desquels leur jeunesse se perd et leur imagination s'éteint ; de telle sorte qu'ils désespèrent de pouvoir jamais jouir pleinement des biens qu'on leur offre ; et, quand ils arrivent enfin à pouvoir faire des choses extraordinaires, ils en ont perdu le goût (DA II 253).

Plus importante est l'idée suivante : « Ainsi donc, en même temps que la loi permet au peuple américain de tout faire, la religion l'empêche de tout concevoir et lui défend de tout oser » (DA I 306). On a vu au chapitre précédent que la religion n'est pas étrangère à la démocratie ; j'y reviendrai aussi. Le texte cité reprend donc un motif cher à Tocqueville : c'est la démocratie elle-même qui sécrète les contrepoisons aux maux démocratiques ; qu'on se rappelle aussi le texte sur l'éducation des femmes cité au chapitre précédent. On peut lire dans la même perspective l'observation suivante : « En introduisant le principe de la réélection, [les Américains] ont détruit en partie leur ouvrage. Ils ont accordé au président un grand pouvoir, et lui ont ôté la volonté d'en faire usage » (DA I 140). Pour Tocqueville, on l'a vu au premier chapitre, un président élu aux vastes pouvoirs est un monstre, *ein Unding*. Lui ôter le désir de s'en servir équivaudrait donc à « rétrécir d'avance sa sphère d'action » (DA I 130), que Tocqueville affirme pourtant « le seul moyen » de sortir du dilemme.

Du point de vue de la stabilité sociale, ces mécanismes sont susceptibles de deux évaluations différentes. D'une part, on peut se pencher sur les actions qu'ils facilitent ou empêchent, pour voir si celles-ci sont dangereuses ou au contraire désirables. Ainsi, l'incapacité des démocraties de choisir ou d'attirer les hommes les plus doués pour les pratiques politiques est évidemment une mauvaise chose, comme aussi l'absence de goût ou de loisir pour les études. En revanche, pour Tocqueville, c'est évidemment une bonne chose que la religion empêche les hommes de faire tout ce que les lois leur permettent de faire, ou que l'éducation des femmes garantisse qu'elles n'abuseront pas de la liberté démocratique.

Ces mécanismes peuvent aussi être évalués d'une manière toute différente, en mettant l'accent sur la consonance ou la dissonance des moyens et des désirs. De ce point de vue, le cas le plus important est le cas **C.** Le cas **D**, bien qu'étant objectivement un cas de dissonance, n'est pas perçu comme tel : l'absence de désirs (une négation externe au sens du chapitre II) n'est pas éprouvée comme une frustration (une négation interne). En revanche, ne pas avoir les moyens de satisfaire ses désirs est vécu, subjectivement, comme manque et déception. C'est un phénomène déstabilisateur, si on lui permet de subsister. La frustration peut conduire les hommes à chercher des moyens illégaux de satisfaire leurs désirs : d'après Tocqueville, c'est ce qui risque d'arriver dans l'armée. Donc, si l'on a le choix, il vaut mieux enlever aux hommes le désir de changer leur situation que de leur ôter les moyens de le faire. C'est ce que dit Tocqueville dans sa remarquable analyse de l'esclavage.

> Dans l'Antiquité, on cherchait à empêcher l'esclave de briser ses fers ; de nos jours, on a entrepris de lui en ôter le désir. Les Anciens enchaînaient le corps de l'esclave, mais ils laissaient son esprit libre et qui permettaient de s'éclairer. En cela ils étaient conséquents avec eux-mêmes ; il y avait alors une issue naturelle à la servitude : d'un jour à l'autre l'esclave pouvait devenir libre et égal à son maître. Les Américains du Sud, qui ne pensent point qu'à aucune époque les nègres puissent se confondre avec eux, ont défendu, sous des peines sévères, de leur apprendre à lire et à écrire. Ne voulant pas les élever à leur niveau, ils les tiennent aussi près que possible de la brute. De tout temps, l'espérance de la liberté avait été placée au sein de l'esclavage pour en adoucir les rigueurs. Les Américains du Sud ont compris que l'affranchissement offrait toujours des dangers, quand l'affranchi ne pouvait arriver un jour à s'assimiler au maître. Donner à un homme la liberté et le laisser dans la misère et l'ignominie, qu'est-ce faire sinon fournir un chef futur à la révolte des esclaves ? On avait d'ailleurs remarqué depuis longtemps que la présence du nègre libre jetait une inquiétude vague au fond de l'âme de ceux qui ne l'étaient pas, et y faisait pénétrer, comme une lueur douteuse, l'idée de leurs droits. Les Américains du Sud ont enlevé aux maîtres, dans la plupart des cas, la faculté d'affranchir (DA I 377-8).

Alors que des esclavagistes individuels pouvaient désirer éduquer et affranchir leurs esclaves, les Etats esclavagistes leur défendent de le faire, redoutant les conséquences. D'une part, les affranchis ne trouveraient pas les moyens de satisfaire leur désir de bien-être matériel ; d'autre part, il naîtrait chez les esclaves non affranchis un désir de liberté à qui, encore une fois, le moyen ferait défaut. Un jour les premiers ne manqueraient pas de se mettre à la tête des derniers. Pour se prémunir contre cette éventualité, les Américains, au lieu de déployer la force pour limiter les occasions de révolte, agissent sur les esclavagistes pour influer, indirectement, sur les désirs des esclaves.

La frustration, phénomène de déséquilibre, disparaît lorsque les hommes se résignent à leur sort. C'est le cas **E** dans le diagramme[48]. L'adaptation des désirs aux moyens est en effet un thème omniprésent dans la *Démocratie*. Sous l'Ancien Régime, la résignation était la règle : « N'ayant point conçu l'idée d'un autre état social que le sien, n'imaginant pas qu'il pût jamais s'égaler à ses chefs, le peuple recevait leurs bienfaits et ne discutait point leurs droits. Il les aimait lorsqu'ils étaient cléments et justes, et se soumettait sans peine et sans bassesse à leurs rigueurs, comme à des maux inévitables quie lui envoyait le bras de Dieu » (DA I 6).

De façon plus générale, les hommes tendent à aimer leurs oppresseurs plutôt que de les combattre : « Il n'y a rien de plus familier à l'homme que de reconnaître une sagesse supérieure dans celui qui l'opprime » (DA II 19). J'ai déjà cité les remarques de Tocqueville sur l'adaptation des esclaves à leur sort : « Le nègre (...) admire ses tyrans plus encore qu'il ne les hait, et trouve sa joie et son orgueil dans la servile imitation de ceux qui l'oppriment » (DA I 332-3). De même, les domestiques de l'Ancien Régime acceptaient leur sort sans protestation : « Chez les peuples aristocratiques, il arrive souvent que l'état de domesticité n'abaisse point l'âme de ceux qui s'y soumettent, parce qu'ils n'en connaissent et qu'ils n'en imaginent pas d'autres, et que la prodigieuse inégalité qui se fait voir entre eux et leur maître leur semble l'effet nécessaire et inévitable de quelque loi cachée de la Providence » (DA II 192).

La capacité d'adaptation des femmes américaines est encore plus remarquable : « Il n'y a pas de pays au monde où les

48. Ou plutôt une sous-catégorie, de loin la plus importante, de ce cas. Il arrive aussi qu'on préfère ce qu'on ne peut avoir, et pour cette raison même : les raisins hors de portée sont les plus convoités, idée qu'on trouve également chez Tocqueville : « Les hommes qui vivent dans les siècles démocratiques (...) supportent avec impatience la règle : la permanence de l'état même qu'ils préfèrent les fatigue » (DA II 335).

fortunes particulières soient plus instables qu'aux Etats-Unis. Il n'est pas rare que, dans le cours de son existence, le même homme monte et redescende tous les degrés qui conduisent de l'opulence à la pauvreté. Les femmes d'Amérique supportent ces révolutions avec une tranquille et indomptable énergie. On dirait que leurs désirs se resserrent avec leur fortune, aussi aisément qu'ils s'étendent » (DA II 210). En revanche, les hommes sont rongés en permanence par le désir de gagner plus et la crainte de perdre ce qu'ils ont acquis. Une exception, pourtant, les officiers d'armée : « J'ai montré comment, dans les armées démocratiques, en temps de paix, les lenteurs de l'avancement sont extrêmes. Les officiers supportent d'abord cet état de choses avec impatience ; ils s'agitent, s'inquiètent et se désespèrent, mais à la longue la plupart d'entre eux se résignent. Ceux qui ont le plus d'ambition et de ressources sortent de l'armée ; les autres, proportionnant enfin leurs goûts et leurs désirs à la médiocrité de leur sort, finissent par considérer l'état militaire sous un aspect civil » (DA II 282).

Ces considérations nous permettent d'affronter ce qui est peut-être le problème le plus difficile que rencontre le lecteur de la *Démocratie.* Comment les mécanismes **C** et **E** peuvent-ils coexister ? Comment peut-il y avoir à la fois anomie et adaptation ? D'une part, Tocqueville nous dit et nous répète que l'homme des sociétés démocratiques est rongé en permanence par une ambition insatisfaite. Les causes principales en sont l'envie (DA I 204, II 14) et la mobilité sociale (DA II 54, 161). D'autre part, on peut lire que, dans l'équilibre démocratique, « peu à peu (...) les dernières traces de la lutte s'effacent ; les restes de l'aristocratie achèvent de disparaître. On oublie les grands événements qui ont accompagné sa chute ; le repos succède à la guerre, l'empire de la règle renaît au sein du monde nouveau ; les désirs s'y proportionnent aux moyens ; les besoins, les idées et les sentiments s'enchaînent ; les hommes achèvent de se niveler ; la société démocratique est enfin assise » (DA II 251).

Il semblerait y avoir ici contradiction flagrante ; mais, pour une fois, j'estime que Tocqueville est en droit de plaider non coupable. Le dernier passage cité se réfère à l'apaisement des ambitions politiques qui se produit quand « la société démocratique est enfin assise ». Les hommes comprennent que le temps des révolutions est passé : les Julien Sorel se font rares. C'est le temps d'un Rastignac ou d'un Lucien de Rubempré, dont les ambitions sociales ne sont accompagnées d'aucun désir de bouleversement politique. Comme le remarque Tocqueville, « il faut bien discerner l'espèce d'agitation permanente qui règne au sein d'une démocratie tranquille et déjà constituée, des mouvements tumultueux et révolutionnaires qui accompagnent presque toujours la naissance et le développement d'une société démocratique » (DA II 47). L'adaptation n'étant jamais instantanée, une société en agitation permanente ne laisserait jamais aux hommes le temps qu'il leur faudrait pour s'adapter à leur situation. La lenteur de la promotion militaire contraste à cet égard avec la rapidité avec laquelle se font et se défont les fortunes.

Il faut pourtant expliquer la capacité des femmes américaines à s'adapter à ces mêmes fluctuations de sort. Bien que Tocqueville soit muet sur ce point, on peut suggérer une réponse. Qu'on se rappelle la prière des Stoïciens : que Dieu nous donne la sérénité d'accepter ce que nous ne saurions changer, le courage de changer ce qui est dans notre pouvoir, et la sagesse de reconnaître la différence. Il est évidemment beaucoup plus facile de satisfaire à cette exigence lorsqu'on est totalement impuissant devant les événements, comme c'était le cas pour les femmes américaines. Les hommes, au contraire, se trouvent frustrés par le fait que leur sort se trouve en partie entre leurs mains, en partie livré à des forces anonymes, opaques et imprévisibles. L'anomie chronique apparaît lorsqu'il y a à la fois bouleversement constant des conditions et possibilité limitée pour l'individu d'influer sur elles.

J'en arrive maintenant au cas **F**, dans lequel les désirs eux-mêmes façonneraient les moyens. Je me limiterai à l'influence intentionnelle. L'action causale non voulue que peuvent exercer les désirs sur les moyens de les satisfaire constitue un domaine passionnant, mais je ne vais pas l'aborder ici[49]. Je n'étudierai pas non plus le cas — trivial du point de vue théorique, mais d'une importance pratique évidente — où l'on s'efforce d'accroître les moyens afin de mieux pouvoir satisfaire

49. On trouve un exemple de ce mécanisme dans un passage déjà cité : « rien ne sert plus au succès que de ne point le désirer avec trop d'ardeur » (S 108).

ses désirs. Le seul cas qui m'intéresse pour l'instant est celui où l'acteur *réduit délibérément* les moyens qui sont à la disposition de ses désirs. Je vois quatre raisons principales à un tel comportement en apparence paradoxal. Premièrement, on peut vouloir se lier une main dans le dos pour que le succès soit plus éclatant. C'est ainsi que, dans la théorie des nombres, une démonstration qui ne sort pas des nombres réels est considérée comme plus élégante que celle qui fait appel aux nombres imaginaires. Deuxièmement, on peut limiter ses options pour la raison qu'autrement le domaine du choix serait trop vaste ; ainsi Woody Allen a-t-il tourné *Manhattan* en noir et blanc plutôt qu'en couleur[50]. Troisièmement, on peut se lier afin d'obtenir un avantage stratégique : c'est parfois une raison pour brûler ses vaisseaux[51]. Enfin, et c'est le cas d'Ulysse, on peut limiter ses options en spéculant sur sa faiblesse de volonté. C'est le seul cas considéré par Tocqueville[52].

C'est pourtant un cas auquel il accorde très peu d'importance. Je ne connais qu'un seul texte qui se réfère aux efforts des individus pour se contrôler par cette stratégie indirecte ; encore est-il dans une large mesure ironique :

> Un seul fait suffit pour montrer que le théâtre est peu populaire aux Etats-Unis. Les Américains, dont les lois autorisent la liberté et même la licence de la parole en toutes choses, ont néanmoins soumis les auteurs dramatiques à une sorte de censure. Les représentations théâtrales ne peuvent avoir lieu que quand les administrateurs de la commune les permettent. Ceci montre bien que les peuples sont comme les individus. Ils se livrent sans ménagement à leurs passions principales, et ensuite ils prennent bien garde de ne point trop céder à l'entraînement des goûts qu'ils n'ont pas (DA II 88).

On aura noté qu'il est question principalement ici du comportement collectif, que l'action individuelle n'est mentionnée qu'en passant. On pourrait se demander si Tocqueville ne reconnaît pas la possibilité, dans les démocraties, d'un contrôle

50. Voir *Le laboureur et ses enfants,* chap. I.7, ainsi que mon « Fullness and parsimony », in S. Kemal (ed.), *Creativity and Interpretation in the Visual Arts,* à paraître à Cambridge University Press.

51. Voir T.C. Schelling, *Stratégie du conflit* (Paris : Presses Universitaires de France 1986).

52. Voir *Le laboureur et ses enfants,* chap. II.

de soi collectif. J'ai dit au chapitre précédent que, parmi les problèmes de la démocratie, il y en a qui demandent des solutions démocratiques et d'autres qui exigent plutôt des restrictions aux règles démocratiques. Mais, chez Tocqueville, on a toujours l'impression que ces freins sont imposés à la démocratie du dehors, plutôt que librement choisis par les hommes politiques eux-mêmes. Prenons comme exemple la politique monétaire, souvent analysée à la lumière d'Ulysse et les Sirènes[53]. Il est dans l'intérêt de la classe politique elle-même d'accorder à la Banque centrale le droit d'intervenir en matière monétaire, pour se protéger contre les demandes populaires qui, autrement, seraient irrépressibles. Or voici l'analyse qu'en fait Tocqueville :

> La Banque des Etats-Unis possède toujours en ses mains un grand nombre de billets appartenant aux banques provinciales ; elle peut chaque jour obliger ces dernières à rembourser leurs billets en espèces. (...) Menacées ainsi dans leur existence, les banques provinciales sont forcées d'user de retenue, et de ne mettre dans la circulation qu'un nombre de billets proportionné à leur capital. Les banques provinciales ne souffrent qu'avec impatience ce contrôle salutaire. Les journaux qui leur sont vendus, et le président que son intérêt a rendu leur organe, attaquent donc la Banque avec une sorte de fureur. Ils soulèvent contre elle les passions locales et l'aveugle instinct démocratique du pays. Suivant eux, les directeurs de la Banque forment un corps aristocratique et permanent dont l'influence ne peut manquer de se faire sentir dans le gouvernement, et doit altérer tôt ou tard les principes d'égalité sur lesquels repose la société américaine (DA I 406).

Le peu d'importance qu'accorde Tocqueville au cas **F** est lié au peu de cas, déjà signalé, qu'il fait du problème de la faiblesse de volonté. Tocqueville nie que les hommes disposent de la lucidité nécessaire pour qu'un tel dilemme puisse se présenter. Dans la psychologie de Tocqueville il n'y a pas de place pour les conflits psychologiques et moraux, ni à plus forte raison pour l'emploi de stratégies indirectes destinées à se contrôler soi-même.

Je conclus en considérant les mécanismes de formation des

53. Voir *Le laboureur et ses enfants,* chap. II.4.

désirs et des croyances. Un mécanisme important est l'adaptation des désirs aux moyens d'agir (le cas **E**). Tocqueville insiste aussi sur une autre forme d'adaptation, particulièrement importante dans les démocraties : le conformisme. Les désirs et surtout les opinions des individus sont façonnés par la tyrannie de l'opinion publique. Le fait que les idées des hommes se ressemblent plus dans les démocraties qu'ailleurs reçoit chez lui pas moins de quatre sortes d'explications différentes.

Premièrement, les hommes ont toujours besoin d'une autorité, puisqu'ils ne sauraient tout décider par eux-mêmes à chaque instant. « Il faut donc toujours, quoi qu'il arrive, que l'autorité se rencontre quelque part dans le monde intellectuel et moral. Sa place est variable, mais elle a nécessairement une place » (DA II 17). « Les hommes qui vivent dans ces temps de l'égalité sont donc difficilement conduits à placer l'autorité intellectuelle à laquelle ils se soumettent en dehors et au-dessus de l'humanité. C'est en eux-mêmes ou dans leurs semblables qu'ils cherchent d'ordinaire les sources de la vérité » (*ibid.*). Dans le développement de cette idée apparaît un *non sequitur* étonnant. Tocqueville affirme d'abord que l'appel à l'autorité se justifie parce qu'elle laisse aux hommes plus de temps pour les affaires importantes : « une servitude salutaire (...) permet de faire un bon usage de la liberté » (*ibid.*). C'est l'idée cartésienne du *Discours de la Méthode* : à Rome, il faut vivre comme les Romains, pour économiser sur les coûts de décision. Mais, dans la suite du texte, c'est l'opinion publique qui « mène le monde » (DA II 18), de manière à priver les hommes de toute indépendance de pensée. La servitude salutaire et volontairement assumée s'est transformée en une servitude dégradante et hétéronome.

Deuxièmement, les hommes d'une démocratie ont des idées semblables dans la mesure où leurs conditions se ressemblent : même cause, même effet. « Des hommes égaux en droits, en éducation, en fortune, et, pour dire en un mot, de condition pareille, ont nécessairement des besoins, des habitudes et des goûts peu dissemblables » (DA II 264). Ou encore : « Quand l'égalité est complète et ancienne, tous les hommes, ayant à peu près les mêmes idées et faisant à peu près les mêmes choses, n'ont pas besoin de s'entendre ni de se copier pour agir et parler de la même sorte (...). Ils ne se ressemblent jamais parfaitement, parce qu'ils n'ont pas le même modèle ; ils ne sont jamais fort dissemblables, parce qu'ils ont la même condition » (DA II 226)[54].

Troisièmement, dans une démocratie, les hommes sont maintenus dans les mêmes opinions par la crainte de sanctions sociales. « En Amérique, la majorité trace un cercle formidable autour de la pensée. Au-dedans de ces limites, l'écrivain est libre ; mais malheur à lui s'il ose en sortir. Ce n'est pas qu'il ait à craindre un autodafé, mais il est en butte à des dégoûts de tous genres et des persécutions de tous les jours » (DA I 266). Ou encore : « Chez [les peuples démocratiques], la faveur publique semble aussi nécessaire que l'air qu'on respire, et c'est, pour ainsi dire, ne pas vivre que d'être en désaccord avec la masse. Celle-ci n'a pas besoin d'employer les lois pour plier ceux qui ne pensent pas comme elle. Il lui suffit de les désapprouver » (DA II 267). Ce mécanisme explique le conformisme dans les actes et dans les expressions ouvertes, mais pas forcément celui de l'esprit ; il suppose l'hypocrisie plutôt que ce qu'on pourrait appeler le conformisme proprement dit.

Finalement, il faut considérer ce dernier, qui pousse chacun à embrasser *sincèrement* les opinions les plus répandues parce qu'elles sont les plus répandues. « La majorité est revêtue d'une force tout à la fois matérielle et morale, qui agit sur la volonté autant que sur les actions, et qui empêche en même temps le fait et le désir de faire » (DA I 266). Ou encore : « On voit des gouvernements qui s'efforcent de protéger les mœurs en condamnant les auteurs de livres licencieux. Aux Etats-Unis, on ne condamne personne pour ces sortes d'ouvrages ; mais personne n'est tenté de les écrire » (DA I 267-268). Et enfin : « Dans les temps d'égalité, les hommes n'ont aucune foi les uns dans les autres, à cause de leur similitude ; mais cette même similitude leur donne une confiance presque illimitée dans le jugement du public ; car il ne leur paraît pas vraisemblable qu'ayant tous des lumières pareilles, la vérité ne se rencontre pas du côté du plus grand nombre » (DA II 18).

Ces textes posent un dilemme. Ou bien la similarité des idées

---

54. Ce raisonnement ne saurait évidemment s'appliquer aux manières, dans la mesure où celles-ci sont des « conventions arbitraires » (DA II 225).

vient de la similarité des conditions, et alors ni l'hypocrisie ni le conformisme proprement dit ne sont nécessaires pour les maintenir semblables. Ou bien ces deux mécanismes sont en effet indispensables, comme l'affirme parfois Tocqueville (DA I 313-314, DA II 268), mais alors on ne voit pas d'où viennent ces idées auxquelles tout le monde est censé se conformer. Dire qu'elles naissent au hasard et se maintiennent ensuite par les sanctions sociales est peu convaincant, en l'absence d'un mécanisme qui puisse expliquer comment elles obtiennent une telle force sur les esprits.

Il est sans doute possible de résoudre le problème de la manière suivante. En un premier temps, les opinions et les habitudes naissent d'elles-mêmes, comme le produit endogène de conditions sociales semblables. Mais, une fois établies, elles peuvent se maintenir par conformisme et hypocrisie, même après la disparition des conditions qui les ont fait naître. C'est à peu près ce que dit Tocqueville dans le passage suivant : « Lorsqu'une opinion a pris pied chez un peuple démocratique et s'est établie dans l'esprit du plus grand nombre, elle subsiste ensuite d'elle-même et se perpétue sans efforts, parce que personne ne l'attaque. Ceux qui l'avaient d'abord repoussée comme fausse finissent par la recevoir comme générale, et ceux qui continuent à la combattre au fond de leur cœur n'en font rien voir ; ils ont bien soin de ne point s'engager dans une lutte dangereuse et inutile » (DA II 268).

Cela peut donner lieu à un *faux conformisme,* ainsi analysé par Tocqueville en un passage remarquable :

> Il arrive quelquefois que le temps, les événements ou l'effort d'individuel et solitaire des intelligences, finissent par ébranler ou par détruire peu à peu une croyance, sans qu'il en paraisse rien au-dehors. On ne la combat point ouvertement. On ne se réunit point pour lui faire la guerre. Ses sectateurs la quittent un à un sans bruit ; mais chaque jour quelques-uns l'abandonnent, jusqu'à ce qu'enfin elle ne soit plus partagée que par le petit nombre. En cet état, elle règne encore. Comme ses ennemis continuent à se taire, ou ne se communiquent qu'à la dérobée leurs pensées, ils sont eux-mêmes longtemps sans pouvoir s'assurer qu'une grande révolution intellectuelle s'est accomplie, et dans le doute ils demeurent immobiles. Ils observent et se taisent. La majorité ne croit plus, mais elle a encore l'air de

croire, et ce vain fantôme d'une opinion publique suffit pour glacer les novateurs, et les tenir dans le silence et le respect » (*ibid.*)[55].

On a vu que les faits mentaux — désirs, croyances, goûts, habitudes — peuvent s'expliquer par des *adaptations externes* : adaptation des désirs aux moyens, conformité aux opinions et aux goûts des autres. Je passe maintenant à ce qu'on peut appeler les *adaptations internes,* c'est-à-dire l'action d'un fait mental sur un autre fait mental. Les habitudes et les désirs peuvent se renforcer, se compenser et se limiter les uns les autres, par trois mécanismes que j'appellerai l'effet de *débordement,* l'effet de *compensation* et l'effet de *somme nulle.*

Je commence par un exemple où Tocqueville confond assez nettement l'effet de compensation et l'effet de débordement, dans un texte déjà cité : « Tandis que l'Européen cherche à échapper à ses chagrins domestiques en troublant la société, l'Américain puise dans sa demeure l'amour de l'ordre, qu'il porte ainsi dans les affaires de l'Etat » (DA I 305). L'Européen incarne l'effet de compensation : ce qu'il ne trouve pas dans une sphère, il le cherche dans une autre. L'Américain, par contraste, subit l'effet de débordement : les habitudes acquises dans une sphère sont transférées dans une autre. Mais, dix lignes plus haut, Tocqueville nous dit que l'Européen subit également l'effet de débordement : « En Europe presque tous les désordres de la société prennent naissance autour du foyer domestique et non loin de la couche nuptiale. C'est là que les hommes conçoivent le mépris des liens naturels et des plaisirs permis, le

55. On ne saurait reprocher à Tocqueville de n'avoir pas prévu les sondages modernes, qui tendent à défaire ces conformismes fantômes. Il ne semble pas avoir entrevu non plus la possibilité d'un faux conformisme plus malveillant et plus paradoxal, celui qui a dominé longtemps les sociétés communistes. Il est vrai, en gros, qu'en Union soviétique et en Chine tout le monde savait que personne ne croyait aux dogmes marxistes. Et pourtant chacun resta tenu à s'exprimer comme s'il y croyait. Qu'on lise par exemple A. Walder, *Communist Neo-Traditionalism,* p. 156-157. D'après L. Kolakowski (*Main Currents of Marxism,* Oxford University Press 1978, t. 3, p. 83-91), le système s'explique par son efficacité répressive : on force les gens à dire des absurdités non pas pour induire la croyance, mais pour engendrer un état de complicité et de culpabilité qui sape leur moral et leur volonté de résistance. Parfois, la tendance à réduire la dissonance cognitive tend sans doute à induire une sorte de demi-croyance en ces absurdités mille fois répétées : croyance qui ne suffit pas à faire agir, mais qui suffit peut-être à empêcher d'autres croyances de prendre leur place. La complexité de ces états psychiques est telle qu'ils exigent des portraits littéraires plutôt que des analyses psychologiques.

goût du désordre, l'inquiétude du cœur, l'instabilité des désirs » (*ibid.*). Croyant sans doute se répéter, il glisse en fait d'un mécanisme à un autre.

Dans son analyse des rapports entre la vie politique et la vie économique aux Etats-Unis, Tocqueville fait appel aux mêmes mécanismes : « Se mêler du gouvernement et en parler, c'est la plus grande affaire et pour ainsi dire le seul plaisir qu'un Américain connaisse » (DA I 253-254). « Du moment (...) où l'Américain serait réduit à ne s'occuper que de ses propres affaires, la moitié de son existence lui serait ravie ; il sentirait comme un vide immense dans ses jours, et il deviendrait incroyablement malheureux » (DA I 254). L'Américain cherche dans la vie publique l'agitation qu'il ne trouve pas dans les affaires. C'est l'effet de compensation, où les manques de la vie privée sont compensés par la vie publique. En plus, il observe : « Les passions qui agitent le plus profondément les Américains sont des passions commerciales et non des passions politiques, ou plutôt ils transportent dans la politique des habitudes du négoce » (DA I 298). C'est l'effet de débordement de la vie économique dans la vie politique. Inversement, « en politique, [l'Américain] prend part à des entreprises qu'il n'a pas conçues, mais qui lui donnent le goût général des entreprises » (DA I 254). C'est l'effet de débordement de la vie politique dans la vie économique. Ainsi, des quatre possibilités logiques, la seule qui n'est pas réalisée est celle par laquelle la vie économique compenserait un manque dans la vie politique.

Je rappelle d'abord au lecteur quelques exemples de l'effet de débordement mentionnés au chapitre précédent. L'habitude de faire des sacrifices pour son intérêt bien entendu se transfère dans la religion, et inversement. Les hommes des pays démocratiques transfèrent les habitudes de leur vanité privée dans leur vanité nationale. Le citoyen américain, sur un autre plan, transfère l'intérêt que lui inspire son Etat dans l'amour de l'Union. Ensuite on peut citer les exemples suivants. Comme les associations politiques, le jury est une « école gratuite et toujours ouverte » (DA I 286) qui « répand dans toutes les classes le respect pour la chose jugée et l'idée du droit » (*ibid.*). Le panthéisme des sociétés démocratiques s'explique par le même mécanisme : « A mesure que, les conditions devenant plus égales, chaque homme en particulier devient plus semblable à tous les autres, plus faible et plus petit, on s'habitue à ne plus envisager les citoyens pour ne considérer que le peuple ; on oublie les individus pour ne songer qu'à l'espèce » (DA II 37). Ce dernier passage fait apparaître Tocqueville dans son allure la plus spéculative, voire onirique. Puisque tout ressemble un peu à tout, on trouve facilement de tels liens associatifs, qu'on peut présenter ensuite comme une chaîne causale. C'est un mode d'explication arbitraire et paresseux, semblable à cet égard au fonctionnalisme [56].

Voici maintenant des exemples de l'effet de compensation. Chez Tocqueville, la religion s'explique doublement par cet effet. D'une part il y a le texte que j'ai cité au chapitre précédent : si l'homme n'a pas de foi, il faut qu'il serve et, s'il est libre, qu'il croie [57]. D'autre part un argument plus classique : « Chez les nations où l'aristocratie domine (...), l'imagination du pauvre est rejetée vers l'autre monde ; les misères de la vie réelle la resserrent ; mais elle leur échappe, et va chercher ses jouissances au-dehors » (DA II 135). Dans les sociétés aristocratiques, la religion compense le manque de jouissances matérielles ; dans les sociétés démocratiques, le manque d'autorité séculaire. En même temps, Tocqueville fait appel à l'effet de compensation pour expliquer le matérialisme moderne : « Dans le doute des opinions, les hommes finissent par s'attacher uniquement aux instincts et aux intérêts matériels, qui sont bien plus visibles, plus saisissables et plus permanents de leur nature que les opinions » (DA I 193).

L'effet de compensation se manifeste aussi en temps de guerre : « La guerre, après avoir détruit toutes les industries, devient elle-même la grande et unique industrie, et c'est vers elle seule que se dirigent alors de toutes parts les ardents et

---

56. Dans ses analyses de la religion, Marx hésite entre ces deux types d'explication. Comme je l'ai indiqué au chapitre précédent, il explique souvent les religions par leur affinité cognitive avec les systèmes économiques. Ailleurs, il préfère les explications fonctionnalistes du type « opium du peuple ».

57. Ce serait donc le besoin d'autorité qui expliquerait l'effet de compensation. Dans *L'Ancien Régime,* on peut lire que les hommes ont aussi un besoin d'indépendance qui peut donner lieu à un déplacement semblable : « Nous avons vu des hommes qui croyaient devoir racheter leur servilité envers les moindres agents du pouvoir politique par leur insolence envers Dieu, et qui, tandis qu'ils abandonnaient tout ce qu'il y avait de plus libre, de plus noble et de plus fier dans les doctrines de la Révolution, se flattaient encore de rester fidèles à son esprit en restant indévôts » (ARR 83).

ambitieux désirs que l'égalité a fait naître » (DA II 283). Il faut bien voir que ce n'est pas là un effet de débordement. « Les violentes passions politiques ont peu de prise sur des hommes qui ont ainsi attaché toute leur âme à la poursuite du bien-être. L'ardeur qu'ils mettent aux petites affaires les calme sur les grandes » (DA II 261). On aurait pu penser que les hommes d'une démocratie transféreraient leurs habitudes passionnelles de la vie privée dans l'arène politique. Or il n'en est rien : leurs passions s'épuisent dans la vie privée, et il n'en reste plus pour la vie politique. Qu'on songe ici au contraste entre John Stuart Mill et Oscar Wilde, le premier estimant que l'habitude de la participation se transférerait du jury dans la vie politique, et le second constatant que, même dans le socialisme, une semaine n'a que sept soirées disponibles pour les activités communes.

Autrement dit, l'effet de compensation se double ici d'un effet de somme nulle. Le premier revient à la nécessité d'avoir quelque grande passion, ou quelque source d'autorité ; le second à l'impossibilité d'en avoir plusieurs. La quantité d'ardeur est pour ainsi dire constante : « Le feu qu'ils mettent aux affaires les empêche de s'enflammer pour les idées » (DA II 266). Dans un passage étonnant, on voit Tocqueville affirmer à la fois l'effet de débordement et l'effet de somme nulle :

> Les gouvernements de nos jours (...) ont (...) une bienveillance naturelle pour les associations civiles, parce qu'ils ont aisément découvert que celles-ci, au lieu de diriger l'esprit des citoyens vers les affaires publiques, servent à l'en distraire, et, les engageant de plus en plus dans des projets qui ne peuvent s'accomplir sans la paix publique, les détournent des révolutions. Mais ils ne prennent point garde que les associations politiques multiplient et facilitent prodigieusement les associations civiles, et qu'en évitant un mal dangereux ils se privent d'un remède efficace (DA II 125).

Donc, d'une part, les associations civiles limitent l'activité politique, par l'effet de somme nulle ; d'autre part, les associations politiques enseignent aux citoyens à s'associer dans la vie civile, par l'effet de débordement. Les deux propositions ne sont pas forcément incompatibles. On peut imaginer au moins les deux scénarios suivants. Ou bien les associations politiques constituent l'échelle par laquelle on atteint les associations civiles, échelle qu'ensuite on peut renverser derrière soi sans causer de dégât. Ou bien les associations politiques sont une nécessité permanente pour l'activité économique, qui tend pourtant constamment à les contester. La dernière idée est sans doute la plus proche de la pensée de Tocqueville, selon qui la liberté politique est tout autant la condition principale de la prospérité économique qu'elle est constamment menacée par elle. Cela dit, il ne semble pas que le passage cité soit une variante consciente sur le thème, cher à Tocqueville, du « détruit par le succès »[58]. Bien qu'il affirme à la fois que A cause B et que B détruit A, il ne semble pas avoir été conscient de la nature paradoxale de ce rapprochement[59].

En évoquant les effets de débordement, de compensation et de somme nulle, Tocqueville est capable de jouer sur un registre étonnamment riche. Il peut faire appel à la présence du phénomène mental A dans la sphère X pour expliquer pourquoi A est aussi présent dans la sphère Y : c'est l'effet de débordement. Il peut aussi faire appel à l'absence de A en X pour expliquer sa présence en Y : c'est l'effet de compensation. Il peut aussi faire appel à sa présence en X pour expliquer pourquoi il est absent en Y : c'est l'effet de somme nulle. De manière moins schématique, ces mécanismes correspondent à trois propositions simples et fécondes. 1. Les hommes tendent à harmoniser leurs goûts, leurs désirs, leurs habitudes. Ils ne compartimentent pas leurs activités politiques, religieuses, économiques et familiales, mais gravitent vers des attitudes communes qui les embrassent toutes[60]. 2. Les hommes ont des besoins perma-

58. Voir sur ce thème l'étude de Stephen Holmes, « Destroyed by success », à paraître.

59. Les analyses tocquevilliennes de la religion comportent une ambiguïté semblable. D'une part il affirme : « Si le catholicisme dispose les fidèles à l'obéissance, il ne les prépare donc pas à l'inégalité. Je dirai le contraire du protestantisme, qui, en général, porte les hommes bien moins vers l'égalité que vers l'indépendance » (DA I 302). D'autre part il écrit que « l'égalité dispose les hommes à vouloir juger par eux-mêmes. (...) Les hommes qui vivent dans des siècles démocratiques sont donc fort enclins à se soustraire à toute autorité religieuse » (DA II 35). Doit-on comprendre que, pour Tocqueville, le protestantisme mène à l'indépendance qui, à son tour, subvertit le protestantisme ?

60. Le texte suivant est une affirmation explicite de ce principe : « Un Américain s'occupe de ses intérêts privés comme s'il était seul au monde, et, le moment d'après, il se livre à la chose publique comme s'il les avait oubliés. Il paraît tantôt animé de la cupidité la plus égoïste, et tantôt du patriotisme le plus vif. Le cœur humain ne saurait

nents, tels le besoin d'autorité en matière de croyances et le besoin d'une activité à laquelle ils peuvent se livrer passionnément. Si les moyens traditionnels de les satisfaire ne sont plus à leur portée, ils trouvent des substituts dans d'autres sphères. 3. Les hommes ont des capacités intellectuelles et émotionnelles limitées. L'énergie qu'ils investissent dans un domaine s'exerce aux dépens de celle qu'ils peuvent investir dans un autre.

Disposant de tous ces registres, il n'est pas surprenant que Tocqueville arrive à éclairer un nombre extraordinaire de phénomènes. On n'est pas surpris non plus que parfois il se laisse entraîner à des analyses d'un arbitraire choquant. Son vice fondamental, à mon avis, est le suivant. Lorsqu'il se trouve en présence d'un fait X à expliquer, il le fait souvent en évoquant un autre fait Y, ainsi qu'un mécanisme M, lesquels, pris ensemble, impliquent en effet X. Mais il ne se demande jamais si l'opération de M dans ce contexte est confirmée par des phénomènes autres que le fait X à expliquer. Il se contente de démontrer l'*intelligibilité* de X, sans vraiment l'expliquer.

J'ai dit, dans un autre contexte, qu'en lisant Marx on a l'impression que sa pensée était guidée par les deux principes suivants : tout ce qui est souhaitable est *ipso facto* possible ; tout ce qui est possible et souhaitable est *ipso facto* nécessaire[61]. Il s'ensuit une tendance permanente à l'utopisme. De Tocqueville, on reçoit l'impression que, pour lui, toute explication intelligible est *ipso facto* vraie. Dans un cas comme dans l'autre, c'est une pensée qui refuse de se laisser encombrer et embarrasser par la résistance du réel. Et, dans un cas comme dans l'autre, il faut tenir compte de ces partis pris émotionnels et intellectuels si l'on veut comprendre leurs vrais accomplissements.

---

se diviser de cette manière. Les habitants des Etats-Unis témoignent alternativement une passion si forte et si semblable pour leur bien-être et leur liberté, qu'il est à croire que ces passions s'unissent et se confondent dans quelque endroit de leur âme » (DA II 148). Ainsi Tocqueville aurait-il sans doute rejeté les explications qu'offrent parfois les politologues spécialistes du comportement des électeurs : d'une part ceux-ci sont supposés être parfaitement égoïstes dans leur choix de candidat, mais d'autre part il faut les supposer animés par l'esprit public dans le choix qu'ils font de voter plutôt que s'abstenir. (Pour un exemple de ce raisonnement, voir A. Downs, *An Economic Theory of Democracy,* New York : Harper and Row 1957).

61. Voir mon *Karl Marx,* p. 85.

TABLE DES MATIÈRES

Préface 7

Introduction : POURQUOI LA PSYCHOLOGIE POLITIQUE ? . . 9

Chapitre I : UN HISTORIEN DEVANT L'IRRATIONNEL. Lecture de *Le pain et le cirque* 35

Chapitre II : NÉGATION INTERNE ET NÉGATION EXTERNE. Essai de sociologie ivanienne 71

Chapitre III : PSYCHOLOGIE DE TOCQUEVILLE (1) 101

Chapitre IV : PSYCHOLOGIE DE TOCQUEVILLE (2) 135

« PROPOSITIONS »

Marc Baratin, LA NAISSANCE DE LA SYNTAXE À ROME.
Alain Berrendonner, ÉLÉMENTS DE PRAGMATIQUE LINGUISTIQUE.
Bernard Cerquiglini, LA PAROLE MÉDIÉVALE. *Discours, syntaxe, texte.*
Benoît de Cornulier, EFFETS DE SENS.
Oswald Ducrot, LES ÉCHELLES ARGUMENTATIVES.
— LE DIRE ET LE DIT.
— LOGIQUE, STRUCTURE ET FONCTION, *Lectures sur le langage.*
Jon Elster, LE LABOUREUR ET SES ENFANTS. *Deux essais sur les limites de la rationalité.*
— PSYCHOLOGIE POLITIQUE.
Gilles Fauconnier, ESPACES MENTAUX. *Aspects de la construction du sens dans les langues naturelles.*
Jerry A. Fodor, LA MODULARITÉ DE L'ESPRIT. *Essai sur la psychologie des facultés.*
Nelson Goodman, FAITS, FICTIONS ET PRÉDICTIONS.
Pierre Jacob, L'EMPIRISME LOGIQUE, *ses antécédents, ses critiques.*
Roman Jakobson, UNE VIE DANS LE LANGAGE. *Autoportrait d'un savant.*
Saul Kripke, LA LOGIQUE DES NOMS PROPRES (*Naming and Necessity*).
George Lakoff et Mark Johnson, LES MÉTAPHORES DANS LA VIE QUOTIDIENNE.
Michele Prandi, SÉMANTIQUE DU CONTRESENS. *Essai sur la forme interne du contenu des phrases.*
Hilary Putnam, RAISON, VÉRITÉ ET HISTOIRE.
François Recanati, LES ÉNONCÉS PERFORMATIFS. *Contribution à la pragmatique.*
René Rivara, LE SYSTÈME DE LA COMPARAISON, *Sur la construction du sens dans les langues naturelles.*
Mitsou Ronat, Daniel Couquaux *et al.*, LA GRAMMAIRE MODULAIRE.
Philippe de Rouilhan, FREGE. *Les paradoxes de la représentation.*
John R. Searle, L'INTENTIONALITÉ. *Essai de philosophie des états mentaux.*
Dan Sperber et Deirdre Wilson, LA PERTINENCE, *Communication et cognition.*
Marcel Vuillaume, GRAMMAIRE TEMPORELLE DES RÉCITS.
Denis Zaslawsky, ANALYSE DE L'ÊTRE. *Essai de philosophie analytique.*

CET OUVRAGE A ÉTÉ ACHEVÉ D'IMPRIMER LE DEUX JANVIER MIL NEUF CENT QUATRE-VINGT-DIX DANS LES ATELIERS DE NORMANDIE IMPRESSION S.A. À ALENÇON (ORNE) ET INSCRIT DANS LES REGISTRES DE L'ÉDITEUR SOUS LE N° 2497

Dépôt légal : janvier 1990